MEMÓRIAS
DE UMA
ANTROPÓLOGA
MALCOMPORTADA

Mirian Goldenberg

MEMÓRIAS DE UMA ANTROPÓLOGA
MALCOMPORTADA

1ª edição

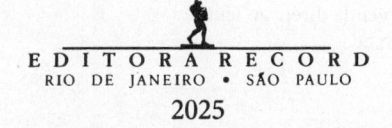

EDITORA RECORD
RIO DE JANEIRO • SÃO PAULO
2025

CIP-BRASIL. CATALOGAÇÃO NA PUBLICAÇÃO
SINDICATO NACIONAL DOS EDITORES DE LIVROS, RJ

G566m   Goldenberg, Mirian
            Memórias de uma antropóloga malcomportada / Mirian
        Goldenberg. - 1. ed. - Rio de Janeiro : Record, 2025.

            ISBN 978-85-01-92327-1

            1. Goldenberg, Mirian. 2. Antropólogas - Biografia - Brasil.
        I. Título.

                        CDD: 301.092
24-94539   CDU: 929:572.028

Meri Gleice Rodrigues de Souza - Bibliotecária - CRB-7/6439

Direitos exclusivos desta edição reservados pela
EDITORA RECORD LTDA.
Rua Argentina, 171 – 20921-380 – Rio de Janeiro, RJ – Tel.: (21) 2585-2000.

Impresso no Brasil

ISBN 978-85-01-92327-1

Seja um leitor preferencial Record.
Cadastre-se em www.record.com.br
e receba informações sobre nossos
lançamentos e nossas promoções.

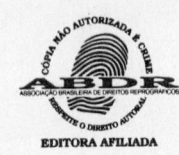

EDITORA AFILIADA

Atendimento e venda direta ao leitor:
sac@record.com.br

Para o meu melhor amigo, José Guedes,
que me ensinou a ter coragem de ser uma
antropóloga malcomportada.

SUMÁRIO

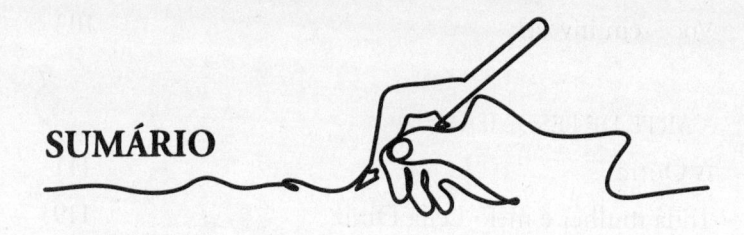

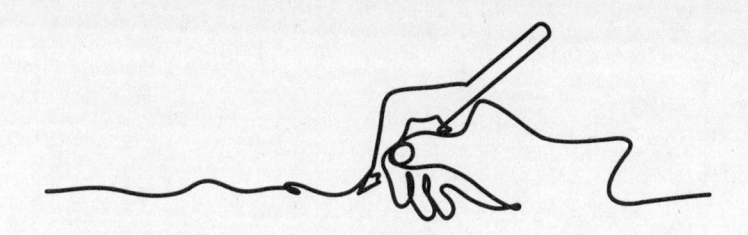

A antropologia sempre foi uma ferramenta essencial para a compreensão dos meus medos, sofrimentos e vergonhas por "ser diferente", além de um poderoso instrumento de autoconhecimento que tem me ajudado a transformar minha tristeza em beleza, meu sofrimento em propósito e meu medo em coragem.

Nos períodos difíceis de minha vida, rabiscar frases — ainda que nunca venham a ser lidas por ninguém — me traz o mesmo reconforto que a reza para quem tem fé: através da linguagem ultrapasso meu caso particular, comungo com toda a humanidade.

Simone de Beauvoir

As confissões de uma antropóloga

A imagem que tenho de mim na memória, por volta da idade da razão, é a de uma menina bem-comportada, feliz e passavelmente arrogante. Duas ou três recordações desmentem esse retrato e fazem-me supor que bastara bem pouca coisa para abalar minha segurança. Com oito anos eu não era mais robusta como na primeira infância: era magrinha e medrosa.

Por que resolvi escrever?

Temia a noite, o esquecimento; o que eu vira, sentira, amara, era-me desesperante entregá-lo ao silêncio. Comovida com o luar, aspirava logo a uma caneta, a um pedaço de papel e a saber utilizá-los. Escrevendo uma obra tirada da minha história, eu me criaria a mim mesma de novo e justificaria minha existência. Interessava-me por mim e pelos outros.

As confissões de Simone de Beauvoir, em *Memórias de uma moça bem-comportada*, foram a epígrafe do memorial que escrevi para me tornar professora titular da Universidade Federal do Rio de Janeiro, no dia 8 de maio de 2015.

O propósito das sessenta páginas do meu memorial foi revelar que não existia uma separação muito nítida entre a minha vida e a minha obra. Não pretendia escrever minhas memórias nem uma autobiografia, até porque não conseguiria me lembrar dos traumas que sofri na infância e na juventude. Não procurei fazer uma "antropologia de mim mesma".

Apenas busquei mostrar como a antropologia sempre foi uma ferramenta essencial para a compreensão dos meus medos, sofrimentos e vergonhas por "ser diferente", além de um poderoso instrumento de autoconhecimento que tem me ajudado a transformar minha tristeza em beleza, meu sofrimento em propósito e meu medo em coragem.

O memorial acabou se tornando uma obra tirada da minha história, uma tentativa de justificar minha existência e de provar como, interessando-me por mim e pelos outros, acabei me tornando professora, pesquisadora, escritora e uma antropóloga malcomportada.

Enquanto elaborava o memorial, imaginei que, se algum dia escrevesse um livro sobre a minha trajetória, o título seria *Memórias de uma antropóloga malcomportada*.

Quase mudei o título do livro quando Roberto DaMatta, na minha progressão para professora titular, disse que meu memorial era uma espécie de "confissões de uma antropóloga".

Quando li seu memorial, lembrei-me de que Lévi-Strauss disse que Rousseau é o fundador das ciências humanas porque escreveu *As confissões*. Todo antropólogo tem um toque confessional, acho que esse toque caracteriza o seu trabalho como um todo, esse tom de absoluta franqueza me surpreendeu muito... Texto acadêmico em geral se escreve com muletas. Você não escreve com muletas, é a Mirian falando. Tem uma riqueza nesse despojamento que é você. É um prazer ler o que você escreve, essa coisa natural. E você tem a coragem de fazer isso.

No memorial, escrevi que gostaria de ser "meio Leila Diniz" e "meio Simone de Beauvoir"; uma mistura da liberdade e da felicidade das duas mulheres que mais influenciaram as minhas escolhas existenciais. Mas as palavras de Roberto DaMatta me incentivaram a ter a coragem de ser, cada vez mais, Mirian Goldenberg, uma antropóloga malcomportada.

Você tem uma coisa que muitos não tiveram na antropologia: sucesso! Nem todo mundo tem uma obra de sucesso. Você tem um sucesso enorme, é uma exceção... Continue sendo o que você tem sido. Seja escritora. Continue sendo 100% Mirian Goldenberg. É muito melhor.

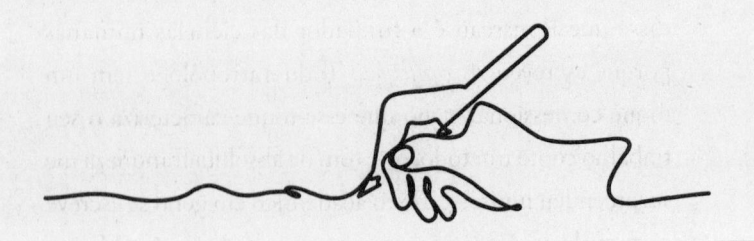

Ainda sinto culpa por não ter conseguido salvar minha mãe da doença, da morte, da violência e da traição do meu pai. Sinto culpa por ela ter morrido sem nunca ter sido feliz. Sinto culpa por não ter conseguido dar a ela tudo o que ela mais precisava e sonhava: estudar e ser uma mulher independente.

Fiz mais de vinte anos de análise e já desisti de me curar desse sentimento e dos traumas de infância. Consegui sobreviver, mas choro, todos os dias, de arrependimento e de culpa por não ter conseguido salvar minha mãe daquele inferno.

A ARTE DE ESCREVER

Fui preparada para ser dada à luz de um modo tão bonito. Minha mãe já estava doente, e, por uma superstição bastante espalhada, acreditava-se que ter um filho curava uma mulher de uma doença.

Então fui deliberadamente criada: com amor e esperança.

Só que não curei minha mãe.

E sinto até hoje essa culpa: fizeram-me para uma missão e eu falhei.

Clarice Lispector

Não consegui salvar minha mãe

Prezado sr. Krzysztof Czaplicki,
Consulado Geral da Polônia,

Conforme o combinado com minha filha, Mirian Goldenberg, estou lhe enviando a documentação necessária para a consulta sobre minha cidadania e para fazer posteriormente o passaporte.

Por favor, quando estiver tudo pronto, avisar a Mirian.

Agradeço toda a sua atenção no meu caso.

Sura Goldenberg

Eu nasci na Polônia, em Wlodzimierz, no dia 20 de dezembro de 1927. Meu pai era comerciante. Ele serviu no Exército polonês, em 1914, na Primeira Guerra. Ele foi ferido, foi soterrado e ficou com lesões. Casou e teve quatro filhas, eu sou a terceira.

Em 1933, com 5 anos, imigrei para o Brasil com minha mãe e irmã mais nova. Ele veio em 1929. Minhas duas irmãs mais velhas vieram dois anos depois, ficaram na Polônia com familiares.

Moramos nove anos em Curitiba, até 1943.

Minha mãe era dona de casa e viemos para Santos em 1943 por indicação médica, porque ela sofria do coração.

Casei com um romeno naturalizado brasileiro em 19 de janeiro de 1952. Tenho quatro filhos, sou dona de casa e moro em Santos desde então.

Meu marido e dois filhos são advogados trabalhistas, um filho é engenheiro e professor e minha filha é antropóloga e escritora.

Trabalhei desde os 13 anos na leiteria do meu pai, quando estudava de noite. Depois, tive com meu marido uma loja de móveis e, posteriormente, uma loja de modas femininas.

Sura Goldenberg

No ano de 1989, tentei tirar o passaporte polonês da minha mãe, pois ela queria conhecer Israel antes de morrer. Ela precisava do passaporte polonês, pois, ao contrário do meu pai, nunca se naturalizou como brasileira.

Nos documentos enviados ao consulado, descobri que, no dia 19 de janeiro de 1952, minha mãe, Sura Lerer, nascida na Polônia, filha de Fejga e Srul Aron Lerer, se casou com meu pai, Benjamin Goldenberg, nascido na Romênia, filho de Basea e Pedro Goldenberg.

O que ela escreveu na sua carta ao consulado é o pouco, quase nada, que sei sobre a infância e juventude da minha mãe. Tudo o que sei sobre a sua vida é o que testemunhei como filha de uma mulher profundamente frustrada, deprimida e infeliz.

O meu maior arrependimento é nunca ter perguntado para a minha mãe sobre a sua vida na Polônia e, depois, em Curitiba e em Santos. Não conheci seus pais, e não sei nada da história dos meus avós na Polônia. Por que eles resolveram vir para o Brasil e morar em Curitiba? Por que decidiram ter uma leiteria? Queria tanto conhecer a história da minha mãe, precisava tanto conhecer a minha própria história.

Quando estava escrevendo a carta para o consulado, minha mãe me contou que a família passava fome na Polônia. E que, muitas vezes, só tinha manteiga para comer, mais nada. Contou também que sua infância em Curitiba foi traumática, pois, além de ser judia, era uma menina muito gorda. Ela sofreu muitas ofensas e humilhações das crianças e das professoras.

Quando a família se mudou para Santos, ela começou a trabalhar, junto com os pais, na leiteria. Desde menina, trabalhou para ajudar a sustentar os pais e as três irmãs. Todos diziam que ela tinha um rosto lindo, apesar de ser gorda. Por isso, minha mãe escondia o corpo atrás do balcão da leiteria.

Aos 24 anos, quando conheceu meu pai em uma festa na cidade de Santos, ela já era considerada velha para casar e ter filhos. Na época, meu pai morava em Sorocaba. O que ele foi fazer em Santos? O que meu avô fazia para sustentar a família? Por que foi morar em Sorocaba quando chegou da Romênia? Como foi a infância do meu pai na Romênia e em Sorocaba? Em que momento ele começou a beber? Por que ele brigava tanto com minha mãe? Por que gritava e espancava os filhos, mesmo quando não estava alcoolizado? Queria tanto conhecer a história do meu pai, precisava tanto compreender melhor a minha própria história.

Imagino que, no primeiro encontro, meus pais descobriram algumas coisas em comum. Ela nasceu no dia 20 de dezembro e ele em 25 de dezembro; os dois tinham 24 anos; tinham chegado ao Brasil com 5 anos de idade e, talvez o mais importante de tudo, eram judeus.

Alguns meses depois meus pais se casaram. Sete meses após a cerimônia, meu irmão mais velho nasceu. Será que minha mãe já estava grávida quando se casou?

Depois de dois filhos homens, minha mãe queria muito ter uma menina. Engravidou novamente e, com sete meses de gravidez, perdeu a filha que tanto desejava.

Ela se sentiu muito culpada, pois, apesar dos conselhos do médico para não fazer esforço, não parou de trabalhar um só minuto durante a gravidez.

Um mês depois de perder a filha tão aguardada, minha mãe ficou grávida novamente. Se a outra menina tivesse nascido, eu não existiria. Nasci para realizar o sonho da minha mãe.

Ela sempre contava que quase nasci no táxi, a caminho do hospital. Fui a única que ela amamentou no peito. Depois de mim, minha mãe teve outro menino. Morávamos, os seis, em um minúsculo quarto no andar superior da loja Esplanada: Moda Fascinante, onde minha mãe trabalhava o dia inteiro. Além de trabalhar na loja, ela cuidava sozinha dos quatro filhos pequenos, cozinhava e fazia todo o trabalho doméstico. Ela não descansava um só minuto.

Eu vivia grudada na minha mãe. Aonde ela ia, eu ia junto, mesmo que odiasse passar horas nas liquidações para comprar roupas feias e baratas; horas na costureira para fazer vestidos com tecidos feios e baratos, horas tentando encontrar alguma coisa ainda boa para comer nas xepas da feira. Cheguei a desmaiar, incontáveis vezes, depois de tanto caminhar no calor do sol nos finais da feira.

O que eu mais gostava era de ficar observando minha mãe quando ela atendia suas clientes da loja. Eu me sentia importante quando ela me pedia para ajudar a dobrar as blusas e os vestidos e, depois, guardar nos saquinhos plásticos.

Com o pouco dinheiro que restava, minha mãe comprava, uma vez por mês, aos domingos, um frango assado. Meu pai comia as coxas e sobrecoxas; meus irmãos, o peito e as asinhas. Eu ficava com a parte que ninguém queria. Ela esperava todos terminarem para roer os ossinhos que sobravam.

Sem o sacrifício que minha mãe fez para sustentar a família, meu pai jamais teria conseguido concluir o curso de Direito. Foi graças a ela, apesar de nunca ter recebido qualquer migalha de gratidão ou reconhecimento, que meu pai se tornou o advogado trabalhista mais famoso de Santos, o vereador mais votado da cidade e, depois, secretário da Fazenda do município.

Minha mãe descobriu um câncer já avançado aos 60 anos e morreu dois anos e meio depois. Ela acreditava que o câncer nascera da dor de descobrir que meu pai tinha uma amante.

A doença dela coincidiu com meu ingresso no doutorado, em 1988. Fui uma aluna extremamente dedicada à minha formação como antropóloga. Mas, durante o período da sua doença, larguei tudo, pois minha prioridade era cuidar da minha mãe. Ela morou comigo no Rio de Janeiro, e, depois, fiz viagens constantes para Santos e Atibaia para cuidar dela. Estive presente em todas as consultas médicas e em todas as sessões de quimioterapia que ela fez em São Paulo.

Quando descobriu a doença, minha mãe fez uma promessa: caso não precisasse retirar os seios, iria doar todo o dinheiro que tinha na poupança para um instituto de apoio psicológico a mulheres com câncer. Ela não precisou retirar os seios, pois já estava com metástase em várias partes do corpo. Não adiantaria mais remover os tumores.

Quando, muito assustada com o diagnóstico, ela me perguntou se deveria ou não cumprir a promessa, eu não soube o que responder. Ela decidiu fazer a doação.

O momento em que ela ficou mais deprimida foi quando seus cabelos começaram a cair. No dia em que fomos para São Paulo comprar uma peruca, ela chorou desesperadamente e disse que queria morrer.

Acho que, até o fim da vida, minha mãe amou meu pai. Foi por amor, e não apenas por dependência econômica e pelos preconceitos da época, que ela nunca se separou de um homem violento, egoísta e narcisista. Nem mesmo quando descobriu que ele a traía com a secretária.

Minha mãe adorava ler. Choro até hoje quando me lembro de vê-la, paradinha, em frente à estante da sala, examinando, um a um, cada livro, com lágrimas nos olhos sem ter tempo para ler. Tenho certeza de que tudo o que me tornei é fruto da sua tristeza e frustração por não ter conseguido concluir o curso ginasial.

Ela andava o tempo todo com o primeiro livro que escrevi, contando para todas as pessoas que tinha uma filha escritora. Na bolsa de palha que carregava quando entrou no hospital, dias antes de morrer, está o meu primeiro livro, todas as cartas que escrevi para ela e a peruca que compramos. Guardo a bolsa de palha como um verdadeiro tesouro.

Ainda sinto culpa por não ter conseguido salvar minha mãe da doença, da morte, da violência e da traição do meu pai. Sinto culpa por ela ter morrido sem nunca ter sido feliz. Sinto culpa por não ter conseguido dar a ela tudo o que ela mais precisava e sonhava: estudar e ser uma mulher independente.

Fiz mais de vinte anos de análise e já desisti de me curar desse sentimento e dos traumas de infância. Consegui sobreviver, mas choro, todos os dias, de arrependimento e de culpa por não ter conseguido salvar minha mãe daquele inferno.

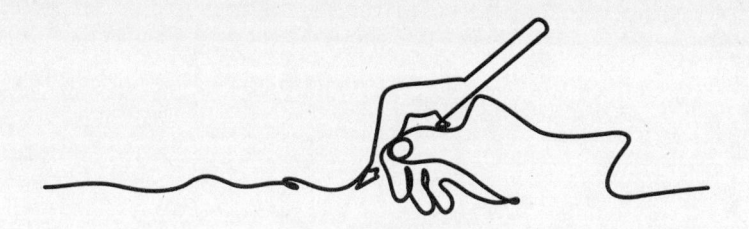

Eu me lembro de que os livros do meu pai foram o meu único brinquedo, o único refúgio que encontrei para me proteger de um mundo de extremo abuso e violência física, verbal e psicológica. Gosto de imaginar que, por meio dos livros, meu pai encontrou um jeito de dizer que me amava.

O que é certo é que hoje é muito difícil às mulheres assumirem conscientemente sua condição de indivíduo autônomo e seu destino feminino.

E, sem dúvida, é mais confortável suportar uma escravidão cega do que trabalhar para se libertar: os mortos também estão mais adaptados à terra do que os vivos.

Como quer que seja, uma volta ao passado não é mais possível nem desejável.

Simone de Beauvoir

Os livros me salvaram do inferno

Não me lembro de quase nada da minha infância. Não me lembro de um só dia sem gritos, brigas e surras. Não tenho uma única lembrança boa para guardar de uma família infeliz, tóxica e violenta. Acho que os traumas foram tão profundos que preferi apagar da memória quase tudo o que vivi até os meus 16 anos.

Mas me lembro de que tinha vergonha de ser diferente das outras crianças que eram amadas, cuidadas e protegidas pelos pais e irmãos.

Eu me lembro de que meu apelido era Olívia Palito e de que minha mãe reclamava porque eu não gostava de "comida de verdade". Como eu era muito magrinha, minha mãe ficava em pé atrás da cadeira em que me sentava durante as refeições. Para me obrigar a comer o que estava no prato cheio, ela puxava meu cabelo com força. Quando sentia a dor do puxão de cabelo, eu dava uma garfada e engolia a comida sem mastigar. Um puxão, uma garfada, outro puxão, outra garfada, e eu engolia até o prato ficar vazio.

Quando minha mãe se afastava da cozinha para resolver algum problema, eu corria para o banheiro e vomitava o que havia engolido. Levava o prato e jogava a comida na privada, apertava a descarga e voltava correndo para a mesa. Com o prato vazio, minha mãe me libertava daquela tortura diária.

Como eu só gostava de frutas, minha mãe me chamava de Quitandinha. Eu era Olívia Palito, Quitandinha e, em alguns momentos mais carinhosos, minha mãe me chamava de Pituquinha.

Recebi algumas migalhas de amor, cuidado e carinho naquele inferno hostil e miserável.

Minha mãe, preocupada com a magreza da sua Pituquinha, me obrigou a tomar um remédio para engordar. Eu me lembro do nome do remédio até hoje: Postafen.

Também me lembro de que tinha vergonha do meu nome e sobrenome: Mirian Goldenberg. Quando a professora lia a lista de presença, sempre engasgava em Goldenberg. E ainda escrevia errado: Miriam Goldemberg, Myriam Goldeberguer, Miria Goldberg, Míria Gondenberg, Mira Goldeberg...

Eu também tinha vergonha dos nomes dos meus pais: Sura e Benjamin Goldenberg.

Meu pai era um homem violento, espancador dos filhos e da esposa. Testemunhei, apavorada, inocente e impotente, a violência e o horror dentro de casa todos os dias. Evitava ao máximo falar, respirar, existir, pois poderia apanhar sem qualquer motivo. Para sobreviver, aprendi a ser invisível e a me esconder no armário.

Eu tinha tanto pânico que não conseguia dormir. Esperava ouvir o ronco do meu pai para ir me deitar agarrada à minha mãe.

Eu não chorava quando era espancada pelo meu pai, mas chorava ao testemunhar as verdadeiras cenas de tortura em que meu pai chicoteava as costas do Paulo, meu irmão do meio, com a fivela do cinto. Ainda tenho pesadelos com os gritos desesperados da minha mãe quando via o sangue do meu irmão escorrendo pelo chão da sala.

Uma manhã, quando saí do único banheiro do pequeno apartamento em que morávamos em Santos, meu irmão Paulo me deu um soco tão forte no rosto que deslocou minha mandíbula. Duas vezes fui parar no hospital para levar pontos na cabeça: em uma delas ele jogou uma bicicleta em mim, na outra ele me bateu com um molho de chaves.

O mesmo irmão que era chicoteado pelo meu pai até sangrar morreu, aos 50 anos, de cirrose. Ele tinha a mesma profissão, a mesma violência e a mesma doença do meu pai.

Meu pai estava sempre alcoolizado, até mesmo quando dirigia. Eu vomitava em todas as viagens, quando íamos de Santos para Atibaia. Meus três irmãos ficavam brigando no banco de trás do carro durante as quatro horas da viagem, e eu ia sentada no colo da minha mãe no banco da frente. Ela avisava quando meu pai precisava parar o carro para eu vomitar na estrada. Mesmo sem ter tomado café da manhã, eu sempre tinha o que botar para fora.

Meus pais só falavam iídiche em casa, para os quatro filhos não entenderem os motivos das suas constantes e violentas brigas.

Eu só sabia o que era *shaineh maidel*, pois minhas tias, que usavam roupas velhas com cheiro de naftalina, me davam beliscões nas bochechas e traduziam: "menina bonita". Sabia também o significado de *kish mir en toches*, algo como "beije minha bunda".

Eu me lembro da minha mãe se lamentando baixinho: "*Oy vey iz mir! Oy vey iz mir! Oy vey iz mir!*" Aprendi muito cedo que o lamento em iídiche que traduzia a profunda infelicidade da minha mãe significava: "Ai, coitada de mim! Ai, coitada de mim! Ai, coitada de mim!"

Não sei quantas vezes ouvi minha mãe dizer que queria morrer. Eu tinha a certeza de que, se ela morresse, eu também morreria. Desde muito cedo, parecia que a morte era a única saída daquele inferno.

Minha mãe tentou se matar tomando um vidro inteiro de Valium misturado a outros remédios. Ela ficou de cama durante alguns meses, com o lado esquerdo da face paralisado. Como eu era muito pequena, me disseram que ela estava doente porque havia misturado manga com leite. No hospital, eu dormia no chão gelado, para não sair do lado dela nenhum minuto.

O que mais me doía não era a violência e o abuso que eu sofria, mas a tristeza, o desespero e o sofrimento da minha mãe. Eu não queria ter a mesma vida infeliz e miserável. Ainda menina, decidi que nunca iria me casar e ter filhos.

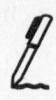

Eu me lembro de que meu pai amava ler. Ele lia de tudo, de psicanálise a biografias, da Bíblia a livros de espiritismo, de *O pequeno príncipe* a *O complexo de Portnoy* e *Treblinka*. Tinha o hábito de marcar com uma caneta de ponta grossa as frases que achava importantes e escrevia suas observações nas páginas dos livros. Comprava cadernos de capa azul, e, com a mesma caneta, copiava as frases dos livros nos seus caderninhos.

Com 4 anos, eu já lia e escrevia. Aos 10, já havia devorado todos os livros da biblioteca do meu pai: biografias, histórias do judaísmo e do Holocausto, livros de psicanálise, romances e tudo o que ele comprava e deixava na estante da sala. Li e reli livros de Freud, Melanie Klein, Karen Horney, Erich Fromm, Sartre e tantos outros. Apesar de me espancar e de gritar "você é uma bosta, uma merda, uma inútil, nunca vai ser ninguém, não presta para nada", meu pai nunca me proibiu de ler seus livros.

Eu me lembro de que os livros do meu pai foram o meu único brinquedo, o único refúgio que encontrei para me proteger de um mundo de extremo abuso e violência física, verbal e psicológica. Gosto de imaginar que, por meio dos livros, meu pai encontrou um jeito de dizer que me amava.

Os livros do meu pai foram a minha salvação.

Não se sabe muito precisamente o que significa a palavra felicidade, nem que valores autênticos ela envolve.

Não há nenhuma possibilidade de medir a felicidade de outrem e é sempre fácil declarar feliz a situação que se lhe quer impor.

O que define de maneira singular a situação da mulher é que, sendo, como todo ser humano, uma liberdade autônoma, descobre-se e escolhe-se num mundo em que os homens lhe impõem a condição do Outro.

Simone de Beauvoir

A amante do meu pai

No dia 9 de abril de 2023, domingo de Páscoa, sonhei com meu pai e com a amante do meu pai. Estávamos em um cinema e eu escolhi o filme a que iríamos assistir: *Daddy*, uma comédia com o ator Owen Wilson. Não consegui interpretar até agora o meu sonho, nem descobrir o significado de Owen Wilson estar nele. Freud explica?

Mas o que importa é que, assim que acordei, fiquei com vontade de encontrar a amante do meu pai. No Google, procurei descobrir se ela ainda estava viva, mas só sabia seu primeiro nome. Não consegui, até hoje, encontrar a amante do meu pai.

Será que ela está viva para me contar a sua versão do meu drama familiar? Quantos anos ela deve ter? Mais de 80? Será que se casou? Será que teve filhos e netos?

Depois do sonho com *Daddy*, fiquei com vontade de escutar a amante do meu pai. Meu pai e a secretária foram amantes durante mais de vinte anos. Ela deve conhecer um lado dele que eu jamais conheci. Tenho certeza de que ela me contaria coisas que eu deveria saber para compreender melhor um homem que eu precisava — e preciso ainda — amar e perdoar.

Afinal, eu só conheço a versão da minha mãe sobre a amante do meu pai: ela era uma menina de 16 anos quando começou a trabalhar no escritório de advocacia; ela gostava de cuidar de mim como se eu fosse sua bonequinha e me levava ao médico, ao dentista, às compras; meu pai pagou a faculdade dela; ele deu de presente de aniversário para ela um fusquinha quando não tínhamos dinheiro nem para comprar pão e leite; uma vez, meu pai arrombou o meu cofrinho de porquinho cheio de moedas para comprar um vestido para ela.

Eu me lembro de que, quando eu tinha 10 anos, a secretária do meu pai me levou para comprar o uniforme da escola. Na loja, escondi um anel roxo na minha bolsa. O segurança da loja viu, me levou para uma salinha e fez um verdadeiro interrogatório. "Como é seu nome?", perguntou. Respondi: "Marjorie Morningstar." Não sei explicar por que roubei um anel horroroso e o motivo de ter respondido "Marjorie Morningstar".

Quando eu tinha 12 anos, a secretária do meu pai me levou ao dentista. O dentista ficou o tempo todo passando os cotovelos nos meus seios, que ainda estavam nascendo. Não contei isso para ninguém, com medo de apanhar do meu pai.

Quando eu tinha 13 anos, meu pai, na frente da secretária, me disse em um tom ameaçador: "Eu sei que você está pensando em fugir de casa." Eu nunca havia pensado em fugir, nem imaginava que existia tal possibilidade. Até então, eu achava que a morte (a minha ou a do meu pai) seria a única saída daquele inferno.

Será que meu pai sabia que eu morreria se permanecesse prisioneira como minha mãe? Será que foi por amor que ele me mostrou uma saída?

Hoje, em alguns momentos, sinto uma espécie de gratidão pela família que tive, pois foi exatamente por causa da truculência do meu pai que saí de casa aos 16 anos. Sei que só consegui sobreviver, apesar das feridas que nunca cicatrizaram, porque me afastei da extrema violência familiar.

Quando tinha 20 anos, voltei para Santos, para os preparativos da festa do meu casamento e da cerimônia na sinagoga. Alguns dias antes da festa, quando minha mãe estava preocupada com o fato de eu ter provado uma única vez o vestido de noiva, meu pai entrou no quarto e, rispidamente, disse que queria que eu fosse sua companhia na formatura de Direito da secretária.

Foi a primeira vez na vida que tive a coragem de dizer não. Ele começou a gritar e ameaçou me bater se eu não o obedecesse. Quando, transtornado, ele levantou a mão para me dar um bofetão no rosto, reagi gritando: "Bate em mim que eu bato em você, seu Mussolini sem bigode."

Ele ficou paralisado e nunca mais me bateu. Depois que me casei e me mudei para o Rio de Janeiro, fiquei dezesseis anos sem ver e falar com meu pai. Eu sabia que ele era o meu pior algoz, torturador e inimigo. Ele também sabia.

Com a morte da minha mãe, meu pai se transformou completamente. Aos 62 anos, ele parecia um velho completamente perdido e desamparado. Passou a beber ainda mais e a tomar antidepressivos. Foi então que começou a me telefonar todas as noites para conversar. Pela primeira vez na vida, recebi do meu pai o amor, carinho e reconhecimento de que eu tanto precisava. Nos últimos anos da sua vida, meu pai se tornou o meu melhor amigo.

Estávamos planejando uma viagem para Israel quando, aos 67 anos, ele descobriu que estava doente. No mesmo dia em que um médico de Santos disse que ele estava com câncer no pâncreas em função do alcoolismo, meu pai me ligou desesperado. Imediatamente, marquei uma consulta, em São Paulo, com o médico Drauzio Varella.

Na primeira consulta, quando meu pai saiu da sala para ir ao banheiro, Drauzio Varella me disse que, em casos semelhantes, a expectativa de vida era de cerca de três meses.

Larguei a minha vida no Rio de Janeiro e fui morar com meu pai na casa de Atibaia. Não desgrudei dele um só minuto.

Um pouco antes de morrer, meu pai me sacudiu com toda a força que ainda lhe restava e implorou: "Filha, olha para mim, filha, eu estou morrendo..."

Foi a primeira vez que enxerguei a fragilidade do meu pai.

Cuidei do meu pai desde o primeiro dia em que descobriu o câncer até o seu último suspiro, quando eu segurava a sua mão na cama do hospital.

Meu pai morreu aos 68 anos, exatamente cem dias depois de descobrir a doença.

Para suportar a dor e o desespero durante esse período, eu tomava três Lexotans por dia: de manhã, de tarde e de noite. Perdi 10 quilos: cheguei a pesar 42 quilos. No enterro do meu pai, uma tia disse que eu estava tão esquelética que parecia ter saído de um campo de concentração.

Não consigo me lembrar do meu pai sem me emocionar, sufocada pela tristeza de imaginar que ele também precisava de compreensão, carinho e cuidado. Infelizmente, não pude dar ao meu pai o que ele mais precisava. Infelizmente, só no fim da sua vida ele conseguiu me dar o que eu mais precisava.

Arrependo-me profundamente de não ter escutado as histórias dele, especialmente da sua infância na Romênia e depois em Sorocaba. Queria compreender seus traumas, pânicos e sofrimentos para poder perdoar o meu pior inimigo e amar o meu melhor amigo.

Depois do enterro do meu pai, voltei para o Rio de Janeiro. No avião, durante toda a viagem, escutei nitidamente a sua voz me dando conselhos. Com o dinheiro que ele achava que eu iria receber de herança, ele dizia que eu nunca mais teria que trabalhar. Que eu deveria comprar um carro prateado, um apartamento perto da praia e publicar um livro com tudo o que escrevi nos meus diários durante a sua doença. Ele sugeriu até o título do livro: *Cem dias de lágrimas.*

Não consegui, até hoje, escrever o livro que meu pai tanto queria. Não recebi herança, muito pelo contrário. Ainda gasto bastante dinheiro com advogados, tentando resolver todos os problemas e as dívidas que ele deixou.

Durante os cem dias de lágrimas, meu pai me disse: "Eu fiz sucesso em Santos, você fez sucesso nacionalmente. Você me superou." E quando me viu resolvendo todos os problemas com os médicos, plano de saúde, questões familiares e financeiras, ele me alertou: "Você agora é o homem da família."

Alguns anos depois da morte do meu pai, levei para a sessão de análise um papel em que havia anotado tudo o que eu precisava fazer para solucionar os problemas médicos e financeiros do meu irmão Paulo.

Quando comecei a ler a listinha que escrevi, meu terapeuta arrancou a folha de papel da minha mão e a rasgou em pedaços. Ele disse simplesmente: "Acabou!"

Continuei falando tudo o que eu estava tentando fazer para salvar a vida do meu irmão.

"Mas ele está morrendo, está com cirrose hepática. Já fui com ele aos melhores médicos de São Paulo e não consegui encontrar nenhuma solução. Conheci um advogado de Porto Alegre que está me ajudando a conseguir um transplante de fígado. Vou ter que fretar um jato particular para poder viajar com meu irmão para Porto Alegre."

Meu terapeuta jogou na lata de lixo os pedaços da minha lista e repetiu: "Acabou!"

Chorei desesperada.

"Meu irmão não quer fazer o transplante. Ele disse que vai morrer de qualquer jeito, pois nunca vai conseguir parar de beber. Ele me disse que vai me culpar o resto da vida se fizer o transplante e precisar viver como um vegetal. Ele prefere morrer a viver sem a bebida."

Olhando fixamente nos meus olhos, meu terapeuta disse mais uma vez: "Acabou!"

Quando, finalmente, desisti de argumentar, ele me fez algumas perguntas que ficaram sem respostas.

"Você não acha que já fez o possível e o impossível para salvar a vida do seu irmão, do seu pai e da sua mãe? É esse o papel que você quer na sua família? Superar seu pai? Ser o homem da família? Ou será que vai passar a vida inteira tentando provar para o seu pai que você nunca foi e nunca será uma bosta?"

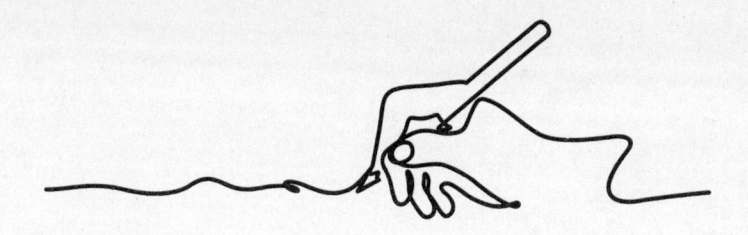

Sinto uma enorme tristeza quando me lembro da minha mãe se lamentando baixinho: "*Oy vey iz mir! Oy vey iz mir! Oy vey iz mir!*," sem qualquer migalha de esperança. Choro sempre que me vêm à memória as inúmeras vezes que ela me disse que queria morrer. Prisioneira da mais profunda infelicidade e miséria, minha mãe me deixou de herança o seu tesouro mais precioso: a certeza de que fui muito amada e de que aprendi com ela o significado do amor incondicional.

Toda dor dilacera; mas o que a torna intolerável é que quem a sente tem a impressão de estar separado do resto do mundo; partilhada, ela ao menos deixa de ser um exílio. Não é por deleite, por exibicionismo, por provocação que muitas vezes os escritores relatam experiências terríveis ou desoladoras: por intermédio das palavras, eles as universalizam e permitem que os leitores conheçam, em seus sofrimentos individuais, os consolos da fraternidade. Em minha opinião, essa é uma das funções essenciais da literatura, e o que a torna insubstituível: superar a solidão que é comum a todos nós e que, no entanto, faz com que nos tornemos estranhos uns aos outros.

Simone de Beauvoir

A dor dilacerante da saudade

"Você vai me deixar sozinha, abandonada e desamparada?"

Meu marido não entendeu por que eu estava chorando tanto.

"Sozinha, abandonada e desamparada? Só estou saindo para almoçar fora porque é Dia das Mães. Por que você não vem comigo? Você não me disse que prefere ficar em casa, lendo, estudando e escrevendo? Por que você está tão triste assim?"

Logo compreendi o motivo. Eu me lembrei de que, quando eu tinha 4 anos e minha mãe precisava sair de casa para trabalhar, mas não podia, por algum motivo qualquer, me levar junto com ela, eu chorava desesperadamente: "Você vai me abandonar e me deixar sozinha aqui em casa, só com o papai, com o Carlos, com o Paulo e com o Nelson?"

No segundo domingo de maio de 2023, quando meu marido se preparava para sair de casa, não consegui segurar minhas lágrimas, pois elas retratavam a saudade do amor mais profundo e incondicional que já senti e recebi em toda a minha vida.

Eu estava me sentindo sozinha, abandonada e desamparada porque não podia abraçar minha mãe e dizer: "Mãezinha querida, eu te amo, muito obrigada por cuidar de mim. Até hoje, eu não consigo dormir sem o seu abraço carinhoso. Aos 16 anos, escapei do inferno familiar, mas nunca abandonei você. E você também nunca me abandonou."

Minha mãe partiu aos 62 anos. Não sei como consegui ter força e coragem para cuidar dela até o seu último suspiro. No dia em que ela morreu, meu único pensamento era: "Como vou conseguir sobreviver sem o abraço da minha mãe?"

Sinto uma enorme tristeza quando me lembro da minha mãe se lamentando baixinho: *"Oy vey iz mir! Oy vey iz mir! Oy vey iz mir!"*, sem qualquer migalha de esperança. Choro sempre que me vêm à memória as inúmeras vezes que ela me disse que queria morrer. Prisioneira da mais profunda infelicidade e miséria, minha mãe me deixou de herança o seu tesouro mais precioso: a certeza de que fui muito amada e de que aprendi com ela o significado do amor incondicional.

Eu sei que nasci para realizar o sonho da minha mãe; sei que nasci para ser sua Pituquinha. Mas ainda convivo com a angústia e a culpa de não ter conseguido salvar a minha mãe daquele inferno.

A ARTE DE PERGUNTAR

Enquanto eu tiver perguntas e não houver resposta continuarei a escrever.

Clarice Lispector

A pergunta certa

Mirian, desculpe a intimidade, mas estou lhe escrevendo pois, desde os meus 10 anos, sou sua leitora. Minha mãe é assinante da *Folha de S.Paulo* só para poder ler você. Eu costumo ler a sua crônica em voz alta para ela. Depois, ela lê para mim. Quando acabamos a leitura, ficamos um tempão discutindo as linhas e entrelinhas do seu texto. Muitas vezes discordamos, mas é aquele tipo de discordância construtiva, em que queremos aprender mais, compreender melhor, e não apenas ganhar a discussão.

Eu e minha mãe admiramos demais a sua coragem de se expor por inteiro em cada texto, com todos os seus medos, vergonhas e angústias existenciais.

Apesar de você sempre escrever que é tímida, introvertida e insegura, você é a mulher mais corajosa que eu conheço. Mesmo sem você saber que eu existo, você me inspira, desde a primeira vez que li sua coluna, a ter mais coragem de ser eu mesma. Você tem sido, há bastante tempo, minha melhor amiga, conselheira e professora.

Exatamente por isso estou lhe escrevendo hoje. Não sei qual é o propósito da minha vida, questão existencial que lhe é muito cara, não é mesmo?

Não tenho certeza se quero fazer faculdade de Filosofia, de Psicologia, de Ciências Sociais, de História, de Letras, de Comunicação ou se não quero nada disso. Não me sinto capaz, aos 16 anos, de fazer uma escolha tão determinante para o resto da minha vida.

Muitas vezes sonho em ser antropóloga, pesquisadora e professora, como você é. Fico imaginando que, no futuro, você será a orientadora da minha tese de doutorado sobre uma mulher revolucionária como foi Leila Diniz.

Na verdade, acho que eu quero ser uma escritora de sucesso, como você é. Quero tocar o coração e a alma das pessoas com as minhas palavras, como você toca. Quero ter impacto nas vidas dos meus leitores e leitoras, como você tem. Será que é um sonho impossível?

Acabei de ler seu livro *A arte de pesquisar* para me preparar para o vestibular. Será que consegui aprender a fazer a pergunta certa?

Como foi sua infância? Você tinha inveja de outras meninas? Por que você não teve filhos? Você teve dúvidas para escolher a faculdade? Qual foi o livro que mais marcou a sua vida? Como você se sente tendo tanto impacto nas vidas das pessoas? O que você quer ser quando envelhecer? Você já sofreu por se sentir diferente de todo mundo? O que você gostaria de dizer para a jovem angustiada de 16 anos que um dia você também foi?

Tenho tantas perguntas e talvez você não consiga me dar as respostas de que eu preciso. Apesar dos meus medos, angústias e ansiedades, tenho certeza de que, algum dia, eu vou conseguir encontrar as minhas próprias respostas.

Até cortar os próprios defeitos pode ser perigoso.
Nunca se sabe qual é o defeito que sustenta nosso
edifício inteiro.

Clarice Lispector

Linhas tortas

Uma infância infeliz e miserável

Como foi a minha infância? Eu apaguei da memória quase todos os momentos da minha infância até os meus 16 anos. Não tenho boas lembranças para contar.

Desde muito cedo aprendi a ser doce, meiga, delicada, submissa, invisível, falar baixo ou nem mesmo falar, obedecer sem questionar, ouvir e observar atentamente tudo e todos para me proteger dos abusos e das violências físicas, verbais e psicológicas: aprendi a ser mulher.

Aprendi na própria pele que as meninas sofriam um controle muito maior do que os meninos (eu era sempre vigiada, controlada e espancada pelo meu pai e meus irmãos, que me proibiam de conversar com os meninos); que as meninas eram as responsáveis pelas tarefas domésticas (eu era obrigada a ir à feira e às compras todos os dias com a minha mãe, além de ser a única a ajudá-la na limpeza de casa); que as meninas tinham menos liberdade dentro e fora de casa (meu pai e irmãos andavam de cueca dentro de casa e eu nunca pude andar de calcinha); que as meninas não podiam ter autonomia e independência (eu não podia sair sozinha e meu horário de chegar em casa, aos 16 anos, era às 20 horas; meus três irmãos saíam sozinhos e podiam voltar bem mais tarde).

Saí de casa aos 16 anos para estudar em São Paulo, e logo me tornei uma militante estudantil em tempos de ditadura militar. Ficar longe da minha família foi a porta que me abriu para uma vida diferente da vida que a minha mãe teve. Foi o primeiro passo no caminho da minha libertação.

Inveja das meninas felizes

Eu tinha muita inveja das Anas, Marias e Monicas. Invejava os presentes que elas ganhavam no aniversário e no Natal. Invejava porque exibiam seus vestidos caros e bonitos, e não aqueles baratos e horrorosos comprados na liquidação.

Invejava porque elas comiam frutas gostosas e frescas, e não aquelas podres ou quase estragadas da xepa. Invejava porque davam risadas na hora das refeições, em vez de receberem puxões de cabelo para engolir a comida.

Invejava porque ganhavam elogios, carinhos, sorrisos, beijos, abraços, e não chineladas, cintadas, tapas, socos, gritos, ameaças e xingamentos. Invejava porque acreditava que elas nunca tinham sido espancadas, maltratadas, humilhadas, ofendidas, magoadas, machucadas, diminuídas, rejeitadas e ignoradas pelos pais e irmãos.

Invejava porque elas tinham tudo o que me faltava.

Invejava porque elas nunca escutaram do pai: "Você é uma bosta!"

Por que não tive filhos

As experiências traumáticas da minha infância; a tristeza e depressão da minha mãe; o alcoolismo, a violência e a infidelidade do meu pai; as brigas, os gritos e os espancamentos diários... Essa foi a mistura explosiva que me fez decidir não ter filhos.

Na minha pesquisa sobre envelhecimento, autonomia e felicidade, quando perguntei "Quem vai cuidar de você na velhice?", as mulheres responderam categoricamente: "eu mesma" e, em seguida, "minhas amigas". Já os homens disseram: "minha esposa", "minhas filhas" e "minhas netas".

Como decidi não ter filhos, minhas amigas, bastante preocupadas com o meu futuro solitário, perguntavam: "Quem vai cuidar de você na velhice? Por que você não adota?" Eu respondia: "Quem vai cuidar de mim na velhice? Eu mesma!"

Na verdade, continuo sendo a filha que busca desesperadamente ser amada, cuidada, protegida e abraçada pela minha mãe e pelo meu pai.

Fugindo do inferno

Aos 16 anos, decidi fazer Fonoaudiologia sem ao menos saber o que fazia uma fonoaudióloga. Depois, fiz seis meses de Direito, mas voltei para a Fonoaudiologia. Para mim, o mais importante era morar em São Paulo. Eu só queria ficar longe da minha família.

Passei quatro anos participando de grupos de estudo e de reuniões nos centros acadêmicos, muito mais do que nas salas de aula. Foi assim que me tornei uma incansável militante contra a ditadura militar.

O livro que mudou o meu destino

Aos 16 anos, li *O segundo sexo* e descobri que "é mais confortável suportar uma escravidão cega que trabalhar para se libertar". Aprendi que "não há, para a mulher, outra saída senão a de trabalhar pela sua libertação". Afinal, "ninguém nasce mulher: torna-se mulher".

Se eu estava condenada a ser "uma moça bem-comportada", a obra de Simone de Beauvoir me transformou em "uma antropóloga malcomportada".

Como eu poderia sonhar que, em 2019, eu iria escrever o texto de apresentação para a edição comemorativa de 70 anos de *O segundo sexo*?

Uma formiguinha apaixonada

Como me sinto tendo impacto nas vidas das pessoas? Eu me sinto como uma formiguinha com medo de ser esmagada. Basta uma única crítica destrutiva para eu ficar arrasada e acreditar que tudo o que eu faço não vale absolutamente nada, que todo o meu trabalho é completamente inútil.

Não foram poucas as vezes que escutei: "Chega de falar de velho, que assunto chato. Muda de assunto. Você não se cansa de só escrever sobre velhice e velhofobia?"

Eu me sinto um enorme fracasso quando alguém diz que meus melhores amigos, homens e mulheres de quase 100 anos, são só uma minoria sem importância e que eu deveria pesquisar e escrever sobre questões mais relevantes.

Gostaria de que tudo o que pesquiso e escrevo, o propósito que dá significado à minha existência, tivesse um impacto maior nas vidas das pessoas de mais idade que se sentem descartáveis, inúteis e invisíveis. Queria que os mais velhos fossem mais respeitados em sua autonomia, mais escutados e mais valorizados.

Eu sofro de "angústia de relevância". Não economizo uma só gota do meu amor, energia e paixão em cada texto que escrevo, em cada aula e em cada palestra, mas me sinto angustiada porque sei que o que eu faço ainda é pouco, muito pouco...

O que quero ser quando envelhecer

Percorri um longo e tortuoso caminho para me tornar antropóloga, professora, pesquisadora e escritora: mestrado, doutorado, três pós-doutorados, concurso para professora da cadeira de Métodos e Técnicas de Pesquisa Qualitativa na UFRJ em 1997 e para professora titular em 2015. Há bastante tempo, eu poderia ter parado de trabalhar e passar meus dias só escrevendo, lendo e caminhando descalça na areia da praia. Mas a minha maior paixão continua sendo "a arte de pesquisar". Tenho certeza de que nunca vou conseguir me aposentar.

Desde criança, sempre gostei mais de observar, de escutar e de escrever do que de falar. Em vez de um "lugar de fala", escolhi ter um "lugar de escuta" e um "lugar de escrita". Talvez para compensar a perda irreparável da minha própria memória e história, por não ter tido a oportunidade de escutar as histórias dos meus pais, eu tenha decidido me dedicar, desde 2015, ao propósito de pesquisar mulheres e homens de mais de 90 anos, que acabaram se tornando meus melhores amigos.

Sou antropóloga, professora, pesquisadora e escritora, mas sou também uma mulher que busca encontrar os caminhos para gozar plenamente a própria maturidade. Como as mulheres que venho pesquisando nas últimas três décadas, quero envelhecer me sentindo mais livre para rir, brincar e saborear cada minuto da minha vida.

O que eu quero ser quando envelhecer? Quero ser uma eterna aprendiz da "arte de escutar bonito". É querer muito?

Um peixinho devorado por tubarões perigosos

Se já sofri por me sentir diferente de todo mundo? Já sofri muito, e continuo sofrendo, por me sentir um "peixe fora d'água". Eu sou muito insegura, sempre me sinto um fracasso quando me comparo com mulheres que parecem ser mais felizes e amadas simplesmente por serem elas mesmas. Tenho muitos momentos de angústia, tristeza, medo, desamparo e desesperança. Ainda me sinto a mesma menininha apavorada e abandonada, que só se sente feliz quando está lendo e escrevendo.

Mas agora, mais velha, estou começando a gostar de ser diferente, pois descobri que ser um "peixe fora d'água" pode se tornar um capital, uma riqueza, e até mesmo uma forma de distinção.

Exatamente por me sentir um "peixe fora d'água", tive que me superar para responder às demandas dos alunos e colegas mais críticos, exigentes e arrogantes; precisei ter a coragem de enfrentar as agressões dos mais destrutivos, competitivos e invejosos; e de, apesar de todos os obstáculos, nunca desistir de exercer a paixão, o prazer e o sabor da minha "arte de pesquisar".

Aprendi, com a poetisa Maya Angelou, que a coragem é a mais importante das virtudes.

Busque as coisas que você ama fazer, e então faça-as tão bem que as pessoas não consigam tirar os olhos de você... Eu aprendi que as pessoas vão esquecer o que você disse, as pessoas vão esquecer o que você fez, mas as pessoas nunca esquecerão *como* você as faz sentir... A coragem é a mais importante de todas as virtudes porque, sem coragem, não se pode praticar qualquer outra virtude de forma consistente.

Deus escreve certo por linhas tortas

O que eu gostaria de dizer para a jovem angustiada de 16 anos que um dia eu também fui? Um velho ditado popular: "Deus escreve certo por linhas tortas."

Quantas coisas aconteceram na minha vida que pareciam desastres e tragédias, mas que, com o tempo, percebi terem sido importantíssimas para os caminhos que escolhi trilhar?

Se eu não tivesse nascido em uma família tóxica, será que teria saído de casa aos 16 anos? Se tivesse tido um cotidiano amoroso na infância, será que eu teria me refugiado no mundo dos livros e encontrado na escrita meu jeito de sobreviver? E se eu não tivesse tido tantos desamores, será que teria encontrado um amor mais maduro aos 57 anos?

Como, "apesar de" toda a violência que sofri na infância, consegui encontrar um caminho de libertação? Ou será que exatamente "por causa da" violência que sofri, descobri que os livros e a escrita poderiam ser a minha salvação? Ou será que tudo o que me tornei foi "apesar de" e, paradoxalmente, "por causa da" infância infeliz e miserável?

Foram tantos os descaminhos, tantos os obstáculos, tantas as linhas tortas... Mas "apesar de", ou justamente "por causa de" tudo o que vivi na minha infância, acabei encontrando, como uma formiguinha, uma saída para sobreviver.

Gostaria de dizer para aquela menininha invisível que ela nunca deveria ter imaginado que a morte seria a única saída daquele inferno, pois um dia, "apesar da" violência, ou talvez "por causa da" violência que sofreu, ela iria aprender a transformar toda a sua tristeza em beleza.

"Tem que ter coragem, Mirian, coragem. Vai dar tudo certo. Vai ser tudo lindo. Você vai conseguir sobreviver."

Escrevo como se fosse para salvar a vida de alguém.
Provavelmente a minha própria vida.

Clarice Lispector

Preciso escrever?

Em *Cartas a um jovem poeta*, Rainer Maria Rilke fez uma pergunta que, desde os meus 16 anos, procuro responder.

> Investigue o motivo que o impele a escrever: comprove se ele estende as raízes até o ponto mais profundo do seu coração, confesse a si mesmo se morreria caso fosse proibido de escrever. Pergunte a si mesmo, na hora mais silenciosa da madrugada: "Preciso escrever?" Desenterre de si mesmo uma resposta profunda. E, se ela for afirmativa, se for capaz de enfrentar essa pergunta grave com um forte e simples "Preciso", então construa sua vida de acordo com tal necessidade.

Já perguntei a mim mesma nas horas mais silenciosas das minhas noites de insônia: "Preciso escrever?"

Sim, eu preciso!

Aos 16 anos, comecei a escrever meus diários, hábito ou vício que me acompanha até hoje. Desde então, todos os dias, escrevo para mim mesma. Além de registrar cada detalhe do meu cotidiano, os diários são o meu lugar de autoconhecimento e de transformação. Em todos os momentos traumáticos da minha vida, escrever obsessivamente me trouxe alguma sensação de aconchego, proteção e amor.

Meus cadernos e minhas canetas fazem parte do meu corpo, são uma extensão da minha mão, do meu coração e da minha alma.

Quando comecei a fazer análise, aos 21 anos, minha terapeuta me deu um conselho: "Mirian, pare de escrever nos seus diários e vá viver sua vida."

Como eu conseguiria viver sem escrever?

Posso passar dias sem comer, sem dormir ou sem falar com qualquer pessoa, mas, desde os meus 16 anos, não passei um dia sequer sem escrever. Posso sair de casa sem chave, sem dinheiro, sem celular, mas nunca saí de casa sem caneta e folhas de papel em branco para anotar minhas ideias.

Registro tudo nos meus diários, sem qualquer censura. Tenho centenas de cadernos guardados nos meus armários, mas nunca li uma só palavra do que escrevi neles. Talvez porque o que eu escrevo é tão íntimo e microscópico que não pode ser lido por ninguém. Nem por mim mesma.

Quando alguém me pergunta "Por que você escreve? Você escreve para quem?", não sei como responder, pois não escrevo para ninguém em particular. Escrevo para todo mundo, mas, na verdade, escrevo só para mim mesma.

Não quero compreender nem explicar por que escrevo. Seria como tentar justificar por que respiro e por que quero continuar viva. Preciso explicar isso?

Só sei pensar se escrevo. Só sei sentir se escrevo. Só sei viver se escrevo.

Sempre que vivo algo muito triste ou muito alegre, muito grandioso ou muito minúsculo, muito violento ou muito delicado, muito monstruoso ou muito belo, muito traumatizante ou muito emocionante, preciso dar uma pausa no que estou vivendo para escrever o que estou sentindo. Caso contrário, acho que não estou vivendo de verdade, ou que não vale a pena viver sem escrever.

Escrevo em todos os lugares e em todos os momentos. Escrevo nas minhas noites de insônia e quando caminho na areia da praia. Escrevo dentro da minha cabeça, sem precisar de caneta e de papel.

Apesar de nunca ter dado um nome para a minha escrita — existencial, curativa, transformadora, expressiva, catártica, terapêutica, libertadora? —, tenho certeza de que só consegui sobreviver porque, desde muito cedo, aprendi a escrever sobre meus traumas, sofrimentos e tristezas.

Não escrevo para me curar, pois não acredito em cura de uma dor tão dilacerante; escrevo para me sentir um pouco menos só, abandonada e desamparada. Acredito ser este o motivo mais profundo da minha escrita compulsiva: cuidar, proteger e abraçar a menininha invisível para que ela consiga sobreviver em um mundo de violência e miséria afetiva.

Escrever desde os meus 16 anos, sem parar um dia sequer, foi (e continua sendo) a minha salvação.

Escrever é um processo de libertação dos meus pensamentos e sentimentos mais profundos, inconscientes e desconhecidos, processo que me ajudou a descobrir meus limites e minhas potencialidades, meus demônios e meus anjos.

Escrever me deu a coragem necessária para enfrentar meus medos, vergonhas, angústias, ansiedades, inseguranças, culpas e ruminações.

Escrever me salvou da depressão, da impotência e do vazio existencial.

Escrever é o caminho que encontrei para superar traumas que jamais consegui confessar a alguém, nem mesmo aos meus terapeutas.

Escrever foi a minha forma de sair do armário escuro onde me escondi para não ser esmagada pelos monstros e fantasmas que me apavoram até hoje.

Escrever me ajudou a conquistar meu lugar no mundo, meu trabalho, meus amigos e meus amores.

Escrever é o que dá significado à minha vida.

Escrever é muito mais do que o meu ofício; escrever é a minha verdade e a minha vontade.

Escrever não é apenas o que eu faço; escrever é o que eu sou.

Por que preciso escrever?

Escrevo para salvar a minha própria vida.

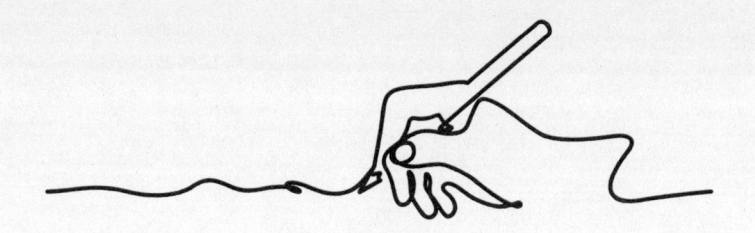

Como essa menina tão triste conseguiu sobreviver ouvindo todos os dias que era uma bosta?

Como essa menina tão insegura encontrou, aos 16 anos, um caminho de libertação?

Como essa menina tão invisível teve a coragem de escrever?

Como essa menina tão angustiada aprendeu a transformar a tristeza em beleza?

Como?

Até hoje não sei...

Escrevo simplesmente. Como quem vive. Por isso todas as vezes que fui tentada a deixar de escrever, não consegui. Não tenho vocação para o suicídio.

Clarice Lispector

Tristeza não é doença

Como adoro escrever à mão nos meus cadernos, demorei muito tempo para comprar um computador. Quando todos os meus colegas já tinham um, escrevi as mais de seiscentas páginas da minha tese de doutorado, "Toda mulher é meio Leila Diniz", à mão, sentada na grama do Jardim Botânico do Rio de Janeiro.

Também demorei para comprar um celular e, mais ainda, a entrar nas redes sociais. Resisti bravamente durante muitos anos, apesar de muita gente me cobrar: "Como assim? Você não tem Facebook? Não tem grupo de amigas no WhatsApp? Não tem perfil no Instagram? Você é um dinossauro, Mirian, uma velha caquética."

Em 2018, quando minha palestra no TEDx "A invenção de uma bela velhice" viralizou no YouTube, com mais de 1,3 milhão de visualizações, resolvi criar um perfil no Instagram.

Não postei quase nada nos primeiros anos, mas, em março de 2021, comecei a publicar "os textões da Mirian", uma espécie de diário compartilhado, como se estivesse conversando com as minhas amigas.

Fiquei assustada com o bombardeio de comentários que recebi quando postei o seguinte "textão da Mirian".

Hoje eu acordei triste.

Na verdade, hoje eu acordei mais triste.

Todos os dias eu acordo e vou dormir triste.

Mas hoje a minha tristeza é ainda maior.

Uma tristeza muito cansada de ser triste.

Uma tristeza que já desistiu de ser alegre.

Uma tristeza sem esperança, sem lágrimas, sem nada. Somente triste.

Uma tristeza que se alimenta da solidão, do medo e da depressão.

Uma tristeza velha, muito velha, desde criança sempre velha.

Uma tristeza resignada, que sabe que sempre foi e sempre será triste.

Uma tristeza sem saudade de um tempo que também era triste.

Hoje eu acordei triste.

Uma amiga, que entende tudo de algoritmo, me deu uma bronca.

"O Instagram não é lugar de textão sobre tristeza, Mirian. Para bombar, você tem que provocar polêmica e fazer dancinha engraçadinha."

Ela disse que não acreditava ser verdade o que escrevi: "O texto é ficção? Logo você, que tem um sorriso tão lindo? Você não tem o direito de ficar triste. Você precisa urgentemente se tratar, procurar ajuda, ir ao psiquiatra e tomar algum remédio para curar essa tristeza. A tristeza é perigosa, faz mal à saúde."

No entanto, fiquei bastante emocionada com a mensagem de outra amiga.

Senti um alívio enorme ao ler o seu texto sensível, verdadeiro e corajoso. Fiquei tão impactada que até chorei. Eu me senti menos só. Também estou muito triste, e sofro uma enorme censura e repressão quando digo que estou triste. É proibido falar de tristeza aqui em casa. Parece que tenho uma doença grave e contagiosa. Desde quando tristeza é sinônimo de doença? É apenas o que sinto nesse momento tão triste de viver. Ficar triste é uma heresia em uma cultura em que existe a obrigação e o imperativo de ser feliz mesmo em tempos de horror. Vivemos em uma verdadeira ditadura da felicidade.

Depois de dizerem que não tenho o direito de ficar triste, de me recomendarem antidepressivos e dezenas de tratamentos, cheguei à conclusão de que escrever sobre tristeza é um ato de coragem. Não quero esconder minha tristeza em um armário, pois não tenho vergonha dela. Não quero me curar da tristeza, pois não estou doente.

Qual é o meu antídoto para a tristeza? Vivê-la por inteiro e escrever sobre meus sentimentos. Exatamente por isso, continuei escrevendo meus textões sobre tristeza, desesperança, desamparo e outros temas não muito palatáveis para o tal do algoritmo.

Por ironia do destino, a mesma amiga que me aconselhou a fazer dancinhas engraçadinhas me contou que a psicóloga Ana Canosa leu um dos "textões da Mirian" no programa de domingo da Eliana, de 19 de setembro de 2021, no SBT.

Meu Instagram "bombou": ganhei milhares de seguidoras e fiquei mais de doze horas respondendo às centenas de mensagens carinhosas que recebi.

Minha amiga apelidou o texto a seguir, o mesmo que foi lido no programa, de "o textão da Mirian sobre a menina triste que provou que o algoritmo estava errado".

Sempre fui uma menina triste, muito triste.

Continuo sendo.

Não me lembro de momentos felizes da infância.

Só de brigas, gritos e surras.

Sempre fui uma menina insegura, muito insegura.

Continuo sendo.

Aprendi a me esconder dentro do armário para não ser machucada.

Sempre fui uma menina invisível, muito invisível.

Continuo sendo.

Invejava as meninas que tinham tudo o que eu não tinha: amor, carinho, roupas bonitas, comidas gostosas, presentes do Papai Noel.

Sempre fui uma menina angustiada, muito angustiada.
Continuo sendo.

Achava que só a morte poderia me libertar das torturas diárias.

Como essa menina tão triste conseguiu sobreviver ouvindo todos os dias que era uma bosta?

Como essa menina tão insegura encontrou, aos 16 anos, um caminho de libertação?

Como essa menina tão invisível teve a coragem de escrever?

Como essa menina tão angustiada aprendeu a transformar a tristeza em beleza?

Como?

Até hoje não sei...

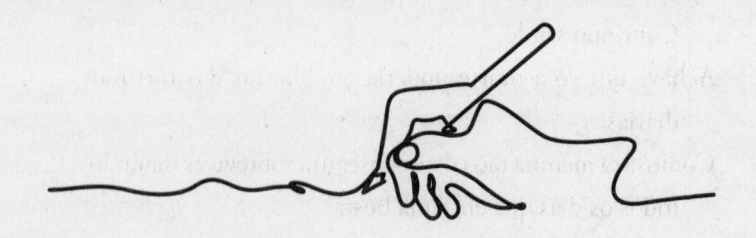

Meu sonho de criança, apesar de tantos obstáculos, dificuldades e descaminhos, acabou se tornando realidade. Não sei dizer se foi oportunidade, chance, acaso ou sorte, ou tudo isso junto e misturado, mas tenho certeza de que a menininha triste, apesar de se achar muito diferente, insegura e invisível, encontrou força, determinação e coragem para enfeitar o próprio destino.

A ARTE DE APRENDER

É isso que eu chamo de *chance*. Quando Max Weber fala em *chance*, é no sentido de oportunidade. E o que é oportunidade? A "capacidade de uma pessoa enfeitar o seu destino," como diz Thomas Mann, é uma coisa que depende da oportunidade.

Florestan Fernandes

Como me tornei professora

Tentar explicar as próprias escolhas não é uma tarefa fácil, principalmente quando os caminhos parecem ter sido traçados com um forte componente do destino, da oportunidade, da chance, do acaso e até mesmo da sorte.

Quando comecei a escrever meu memorial para me tornar professora titular da UFRJ, lembrei-me de que, desde muito cedo, meu sonho era ser professora. Aos 4 anos, eu já gostava de ensinar a crianças e adultos que não sabiam ler e escrever.

No meu memorial, contei que, aos 16 anos, quando prestei vestibular, meu desejo era cursar Ciências Sociais ou História. Meu pai, que já era um famoso advogado trabalhista em Santos, queria que eu fosse juíza e tentou me obrigar a prestar vestibular para a faculdade de Direito. Convencido por uma prima que era fonoaudióloga, ele acabou concordando que eu fizesse o vestibular para a faculdade de Fonoaudiologia. Como não tinha, na época, o curso em Santos, prestei vestibular para a Pontifícia

Universidade Católica de São Paulo. Passei em terceiro lugar em um vestibular bastante concorrido.

A verdade é que prestei o vestibular sem saber direito o que fazia uma fonoaudióloga, mas fiquei encantada com a paixão da minha prima pela profissão. Eu queria aquela mesma paixão, não a Fonoaudiologia.

Alguns meses depois, pressionada pelo meu pai, acabei prestando vestibular para Direito na mesma PUC. Passei, cursei apenas seis meses da Faculdade de Direito e voltei para a Fonoaudiologia.

Aos 20 anos estava com o diploma na mão e a certeza de que jamais seria fonoaudióloga.

No entanto, os quatro anos em período integral não foram de total desinteresse. Eu gostava das aulas de Antropologia e Realidade Brasileira, Metodologia Científica, Problemas Filosóficos do Homem Contemporâneo, Sociologia Geral, Estatística e Psicologia da Educação. Mas muito mais importante para a minha formação foram os grupos de estudos com os alunos de Ciências Sociais que participavam dos diretórios acadêmicos. Todas as noites, líamos e discutíamos a obra de Karl Marx, Isaac Deutscher, Plekhanov, Leon Trótski, Ernest Mandel, Engels, Lênin, Rosa Luxemburgo e muito mais. Logo me tornei a mais ativa militante do Diretório Acadêmico de Educação.

É importante destacar que entrei na faculdade em 1974. Testemunhei um clima de violenta repressão política que culminou com a invasão do campus Monte Alegre da PUC-SP, em 22 de setembro de 1977, pelo coronel Erasmo Dias. Com a prisão e tortura dos meus companheiros de grupos de estudos e militância estudantil, passei alguns meses escondida no apartamento da minha melhor amiga, Irene Marchesan, em São Paulo, e, depois, algumas semanas na casa do advogado Marcelo Cerqueira no Rio de Janeiro.

Aos 17 anos, comecei a namorar Benjamin, de 24, que já havia se formado como engenheiro e trabalhava no Rio de Janeiro. Eu o conhecia havia muitos anos, pois a família dele passava as férias no mesmo prédio em que eu morava em Santos: edifício Porto Fino, no José Menino.

Não gostava que ele tivesse o mesmo nome do meu pai, mas me sentia amada, protegida e abraçada por ele. Ou será que foi exatamente pelo nome, e por ele também ser de uma família judia, que Benjamin foi o meu primeiro amor?

Na época do nosso namoro, Benjamin viajava quase todas as semanas de ônibus do Rio de Janeiro a São Paulo para me encontrar. Acabamos alugando uma quitinete no Largo do Arouche, onde passei a morar. Certo dia, ele me perguntou: "Quando nos casarmos, você quer morar em São Paulo ou no Rio de Janeiro?" "Lógico que quero morar no Rio, quero ficar o mais longe possível da minha família", respondi sem titubear.

Logo depois de concluir a faculdade, nos casamos e alugamos um apartamento no Humaitá, no Rio de Janeiro. Aos 21 anos, ingressei no mestrado de Educação da Pontifícia Universidade Católica do Rio de Janeiro e, dois anos depois, no dia 26 de agosto de 1980, fui a primeira aluna da turma a defender a dissertação "O deficiente auditivo no mundo do trabalho: um estudo sobre a satisfação profissional". Escrevi na dedicatória: "Ao Benjamin, companheiro de todos os momentos."

No período do mestrado, fui diretora da Associação de Pós-Graduação da PUC-Rio e continuei a participar de grupos de estudos, nos quais lia e discutia a obra de Marx, Engels, Marcuse, Nietzsche, Freud, Jung, Wilhelm Reich e Simone de Beauvoir, uma miscelânea bem característica da minha geração.

Assim que terminei o mestrado, aos 23 anos, fui convidada para ser coordenadora do escritório do Rio de Janeiro de uma organização não governamental que prestava assessoria a movimentos sociais. Durante mais de seis anos, elaborei documentos, preparei debates, seminários e reuniões com entidades da sociedade civil no Rio, em São Paulo e Brasília. Ainda com 23 anos, me separei do Benjamin.

Aos 25 anos, fiz minha primeira viagem ao exterior. Fui para Cuba, quando o Brasil não mantinha relações diplomáticas com o país. Precisei ir ao México para, de lá, tentar entrar em Cuba. Só consegui realizar essa façanha, bastante arriscada na época, por ter levado uma carta de apresentação de Luiz Carlos Prestes. Alguns anos depois, na minha segunda viagem à Cuba, resolvi também conhecer a Nicarágua.

O editor Renato Guimarães, sabendo da minha militância política, me convidou para escrever um livro sobre a Revolução Sandinista. Imediatamente aceitei e voltei à Nicarágua. Fiquei por lá durante dois meses e consegui entrevistar algumas das autoridades e personalidades mais importantes do país.

Com os olhos de hoje, tenho o maior carinho e até saudade dessa militante apaixonada que, apesar de se sentir frágil, tímida e insegura, viajou sozinha para um país em guerra, enfrentou situações perigosas e conseguiu coletar depoimentos valiosos sobre a Revolução Sandinista.

Em 1987, publiquei meu primeiro livro: *Nicarágua, Nicaraguita*. A obra, que rapidamente se esgotou, teve apresentação de Chico Buarque.

A primeira parte do livro de Mirian, seu diário, ou seu caderno de notas, é uma crônica especialmente carinhosa. É uma viagem que me leva por ser feminina, muito feminina. Ela para em certos detalhes... Depois ela aparece frágil, no centro de uma situação que também é frágil. Às vezes dá a impressão que se perdeu em Manágua, e assim se deixou ficar, olhando as coisas, ouvindo as vozes, pensando alto.

Na segunda e terceira partes, a autora muda de tom. Dá um apanhado histórico da Revolução Sandinista, sucinto e esclarecedor, para principiantes ou não, e passa a palavra aos seus entrevistados. Objetiva, não tendenciosa, Mirian Goldenberg entrevista membros do governo e líderes da oposição... Aliás, nas entrevistas como nos encontros de rua,

Mirian deixa claro que o nicaraguense gosta muito de falar e fala alto. Fala bem, fala mal, fala de tudo.

E assim é. Quem já ama a Nicarágua vai amar este livro. É livro que os que não amam também poderiam ler, não digo com carinho, mas digo pelo menos com atenção.

Chico Buarque

Logo após a publicação do livro, tive um sonho que transformou a minha vida. No sonho, eu morava em Manágua havia dois anos porque estava fazendo uma pesquisa de doutorado sobre as mulheres revolucionárias da Nicarágua. Foi um sonho que me revelou o caminho que eu deveria seguir.

Voltei à Nicarágua e, ainda em 1987, participei da seleção para o doutorado do Programa de Pós-Graduação em Antropologia Social do Museu Nacional da UFRJ, com um projeto sobre as festas religiosas e o papel das mulheres na Revolução Sandinista.

Meu primeiro livro e, no mesmo ano, o ingresso no doutorado uniram minhas paixões: a militância política que me fez lutar contra a ditadura militar; a leitura apaixonada de livros, especialmente de toda a obra de Simone de Beauvoir; e o desejo de pesquisar mulheres revolucionárias.

Os cursos com Roberto DaMatta, Gilberto Velho, Howard Becker, Eduardo Viveiros de Castro, Luiz Fernando Dias Duarte, Otávio Velho, Rubem Cesar Fernandes, Afrânio Raul Garcia Júnior, José Sérgio Leite Lopes, Lygia Sigaud, Giralda Seyferth e Luiz de Castro Faria foram fundamentais para a minha formação antropológica.

Além de doutoranda dedicada, fui representante dos alunos da pós-graduação e participei de inúmeras reuniões com os professores, estudantes e funcionários da universidade.

Com a eleição de Violeta Chamorro para presidente da Nicarágua, em 1990, decidi buscar outro tema para a minha tese de doutorado, pois não queria desperdiçar anos da minha vida pesquisando e escrevendo sobre o triste fim de um sonho revolucionário.

Em 1992, junto com a socióloga Moema Toscano, escrevi o livro *A revolução das mulheres: um balanço do feminismo no Brasil*. Realizei entrevistas em profundidade com as feministas Branca Moreira Alves, Heleieth Saffioti, Heloneida Studart, Marta Suplicy, Rose Marie Muraro e Rosiska Darcy de Oliveira, buscando discutir temas como militância política, feminismo, casamento, maternidade, sexualidade, fidelidade entre muitos outros.

O ano de 1994 foi um dos mais decisivos para a minha trajetória acadêmica. Em março, defendi minha tese de doutorado — "Toda mulher é meio Leila Diniz: gênero, desvio e carreira artística" — e, três meses depois, com uma bolsa de recém-doutor do CNPq para pesquisar trajetórias de mulheres militantes políticas, ingressei no Instituto de Filosofia e Ciências Sociais da UFRJ.

Em 1996, alguns meses após a morte do meu pai, fiz o concurso para a cadeira de Métodos e Técnicas em Pesquisa Qualitativa para o Departamento de Antropologia Cultural.

No meu memorial para me tornar professora titular, que apresentei à Comissão de Avaliação composta pelos antropólogos Roque Laraia, Roberto DaMatta e Ruben Oliven e pelas antropólogas Yvonne Maggie e Guita Grin Debert, revelei resumidamente os caminhos que percorri até conseguir chegar ao momento mais emocionante de toda a minha trajetória acadêmica: aos 16 anos, prestei o vestibular para a faculdade de Fonoaudiologia e me tornei militante estudantil; aos 21, realizei o concurso para o mestrado de Educação da PUC-Rio e, além da militância, comecei a fazer pesquisas qualitativas e quantitativas sobre satisfação profissional; aos 23, fui coordenadora de uma organização não governamental e assessorei movimentos sociais; aos 33, passei na seleção para o doutorado de Antropologia Social do Museu Nacional com o objetivo de pesquisar mulheres revolucionárias; aos 38, com a bolsa de recém-doutor do CNPq, comecei a pesquisar mulheres militantes políticas e, finalmente, aos 40, me tornei professora da Universidade Federal do Rio de Janeiro.

Meu sonho de criança, apesar de tantos obstáculos, dificuldades e descaminhos, acabou se tornando realidade. Não sei dizer se foi oportunidade, chance, acaso ou sorte, ou tudo isso junto e misturado, mas tenho certeza de que a menininha triste, apesar de se achar muito diferente, insegura e invisível, encontrou força, determinação e coragem para enfeitar o próprio destino.

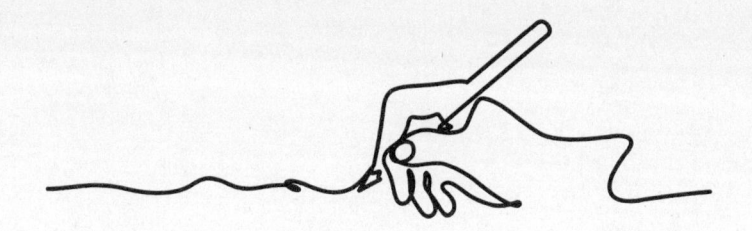

Um episódio inesquecível aconteceu quando eu estava escrevendo a tese. Fui convidada para um debate sobre as diferenças de gênero no Teatro Casa Grande, no Rio de Janeiro. Fiquei com medo de participar, pois a organizadora do evento disse que o outro debatedor era um "bambambã" das ciências sociais e que esperava lotar o auditório de mil lugares. Apesar da insegurança e ansiedade, aceitei o convite e fiquei um mês me preparando para apresentar as questões mais relevantes da minha pesquisa sobre a trajetória de uma mulher revolucionária.

O senhor é tão jovem, tem diante de si todo começo, e eu gostaria de lhe pedir da melhor maneira que posso, meu caro, para ter paciência em relação a tudo que não está resolvido em seu coração. Peço-lhe que tente ter amor pelas próprias perguntas, como quartos fechados e como livros escritos em uma língua estrangeira. Não investigue agora as respostas que não lhe podem ser dadas, porque não poderia vivê-las. E é disto que se trata, de viver tudo. Viva agora as perguntas. Talvez passe, gradativamente, em um belo dia, sem perceber, a viver as respostas.

Rainer Maria Rilke

Uma pequena epifania

Fui convidada, em novembro de 2005, para fazer a conferência de abertura da Jornada dos Alunos do Programa de Pós-Graduação em Sociologia e Antropologia da UFRJ. Passei algumas noites sem dormir pensando no conteúdo da minha fala. O que eu poderia dizer de relevante para mestrandos e doutorandos que estavam sofrendo por não conseguir escrever suas dissertações e teses?

Resolvi começar a conferência com a epígrafe do meu livro *A arte de pesquisar*, um pensamento de Roland Barthes.

Há uma idade em que se ensina o que se sabe; mas vem em seguida outra, em que se ensina o que não se sabe; isso se chama pesquisar. Vem talvez agora a idade de uma outra experiência, a de desaprender, de deixar trabalhar o remanejamento imprevisível que o esquecimento impõe à sedimentação dos saberes, das culturas, das crenças que atravessamos. Essa experiência tem, creio eu, um nome ilustre e fora de moda, que ousarei tomar aqui sem complexo, na própria encruzilhada de sua etimologia: *sapientia*. Nenhum poder, um pouco de saber, um pouco de sabedoria, e o máximo de sabor possível.

Em seguida, acrescentei uma ideia de Einstein que é central no meu livro: "Frequentemente, a formulação de um problema é mais essencial do que a sua solução."

Argumentei que encontrar as "perguntas boas para pensar" é determinante para escolher as teorias que ajudam a interpretar os achados da pesquisa, evitando, assim, que as dissertações e teses acabem se tornando meras colchas de retalhos mal costuradas de citações de autores que apenas ilustram as próprias hipóteses, opiniões e certezas. Afinal, para que serve uma pesquisa se já conhecemos as respostas antes mesmo de fazer as perguntas certas?

As perguntas certas também poderiam ajudar na escolha da metodologia, pois muitos alunos, antes mesmo de definirem o objetivo da dissertação ou tese, ficam ansiosos para saber se irão fazer pesquisa de campo, observação participante, entrevistas em profundidade, análise da mídia etc.

Contei para os mestrandos e doutorandos que tenho, como eles, um Currículo Lattes no qual registro toda a minha produção científica: escrevi mais de trinta livros, dezenas de capítulos de livros e artigos em revistas científicas, milhares de artigos em jornais e ministrei incontáveis conferências e palestras, além de ter orientado centenas de alunos de iniciação científica, mestrado e doutorado.

No entanto, muitos aprendizados que foram essenciais na minha formação antropológica não estão registrados no meu Lattes. Por isso, criei o meu Currículo Leila Diniz, no qual guardo acontecimentos relevantes que, infelizmente, não podem ser registrados no Currículo Lattes.

Para dar exemplos concretos dos meus próprios medos, angústias e ansiedades, decidi contar alguns casos do meu Currículo Leila Diniz.

Em 1988, em uma pesquisa para um trabalho de fim de curso do meu doutoramento em Antropologia Social, resolvi fazer entrevistas em profundidade com os nativos do Céu do Mar, uma igreja do Santo Daime fundada em 1982, no bairro de São Conrado, na cidade do Rio de Janeiro. Rubem César Fernandes, meu orientador na época, sugeriu que, além das entrevistas, eu fizesse observação participante, o que significava participar do ritual e beber o chá: uma mistura de ayahuasca e plantas amazônicas.

Estava com receio de tomar o chá, pois um dos membros da igreja havia me advertido sobre a "Surra do Daime": vômitos, diarreias, tremedeiras, mal-estar e outros possíveis efeitos desagradáveis provocados pelo alucinógeno.

Apesar do medo, participei do ritual que começou de tardinha e só acabou na manhã seguinte. Tomei o chá, dancei e cantei os hinários como os nativos. "Nossa força é o Daime, o Daime é luz, ele é o mensageiro dos caminhos de Jesus." Mas, em vez de vomitar e de enxergar seres da floresta, como era o caso de quase todos os que estavam lá, eu me senti uma mulher corajosa, forte e autoconfiante como nunca havia me sentido antes.

Não me tornei nativa, apesar da experiência poderosa, e aquela foi a minha primeira e única experiência com o Daime. Mas meu orientador tinha razão: somente com as entrevistas eu jamais teria conseguido compreender a importância do chá no ritual.

Outro aprendizado marcante ocorreu na minha primeira entrevista para a tese de doutorado sobre Leila Diniz. Antes de entrar no prédio em que morava a irmã mais velha de Leila, Eli Diniz, pisei em um cocô de cachorro que estava na calçada. Fiz de tudo para limpar o sapato antes de entrar no apartamento, mas, mesmo morrendo de vergonha, pedi para ir ao banheiro para tentar diminuir o cheiro insuportável.

Para piorar a situação, o gravador não funcionou e precisei anotar tudo o que ela falou em mais de duas horas de entrevista. Marquei uma nova conversa para aprofundar o que ficou faltando e, no segundo encontro, levei três gravadores. Desde então, além de tomar nota de tudo o que considero mais relevante, sempre levo três gravadores para as minhas entrevistas.

Um episódio inesquecível aconteceu quando eu estava escrevendo a tese. Fui convidada para um debate sobre as diferenças de gênero no Teatro Casa Grande, no Rio de Janeiro. Fiquei com medo de participar, pois a organizadora do evento disse que o outro debatedor era um "bambambã" das ciências sociais e que esperava lotar o

auditório de mil lugares. Apesar da insegurança e ansiedade, aceitei o convite e fiquei um mês me preparando para
apresentar as questões mais relevantes da minha pesquisa
sobre a trajetória de uma mulher revolucionária.

Fui a primeira a falar e tive a certeza de que a minha
apresentação havia sido um total fracasso, ainda mais
quando o bambambá arrancou muitas risadas do auditório
lotado. Assim que ele terminou de falar, uma jovem sentada na primeira fila se levantou para fazer uma pergunta.

Acho que essa mesa retratou muito bem o tema do debate.
A Mirian fez uma apresentação séria, com muito conteúdo,
com ideias interessantes em exatos trinta minutos como
estava previsto no programa. E o único homem da mesa
falou por uma hora, estourou o tempo previsto, e ficou
lendo anotações que fez no guardanapo durante a fala da
Mirian, não apresentou nada de relevante e ainda debochou
de questões muito sérias. Como explicar essa diferença de
gênero tão gritante?

Depois da jovem, todas as perguntas foram sobre a
minha pesquisa. O bambambá ficou bem chateado e foi
embora antes do fim do debate. A situação se inverteu
completamente: feliz com o interesse do público na minha
pesquisa, respondi com mais segurança e até mesmo com
mais humor.

O registro mais significativo do meu Currículo Leila Diniz é uma pequena epifania que tive na minha primeira experiência de orientação.

Logo que comecei a dar aulas na pós-graduação, uma mestranda me escolheu como sua orientadora. Após dois anos, quando só faltava escrever a conclusão da sua pesquisa, marquei a data da defesa da dissertação.

Assim que terminamos de convidar todos os professores que iriam participar da banca de defesa, minha orientanda descobriu que estava grávida. E, para piorar a situação, a gravidez foi complicada e ela foi parar várias vezes no hospital. Quando se sentia um pouco melhor, como não tinha computador no quarto em que morava no centro do Rio de Janeiro, ela passava o dia na minha sala na UFRJ. Todos os capítulos já estavam prontos, mas ela não conseguia escrever as considerações finais.

Ela pensou em desistir de defender a dissertação, pois queria viajar imediatamente para Berlim para ficar com o pai do seu filho.

Naquela época, as ligações para o exterior custavam uma verdadeira fortuna. Como não tinha dinheiro, o casal raramente se falava por telefone. Em uma das nossas conversas, descobri que a minha orientanda escrevia, todos os dias, cartas para o namorado.

Foi quando eu tive uma ideia. Sugeri que ela esquecesse, por um único dia, as considerações finais da dissertação.

Hoje você vai escrever uma carta para o seu namorado. Você vai contar a ele, resumidamente, as coisas mais importantes da sua pesquisa. Comece contando como você escolheu o tema e em que momento decidiu dedicar dois anos da sua vida à pesquisa. Conte tudo o que você já sabia antes de começar e o que descobriu de mais interessante durante o processo. Escreva sobre os detalhes que pareciam insignificantes no início, mas que acabaram se tornando essenciais com o tempo.

Escreva sobre os obstáculos e dificuldades que precisou enfrentar, e sobre os objetivos que tinha no início, mas que foi obrigada a abandonar. Conte o que você acha que ainda ficou faltando, o que gostaria de ter pesquisado e não conseguiu em função do tempo, dos problemas e dos imprevistos que surgiram no meio do caminho. Fale sobre o impacto que a pesquisa teve na sua vida e na sua visão de mundo. Conte quem você era antes e quem você é agora, depois de concluir a pesquisa.

Três horas depois ela me entregou uma carta que escreveu à mão: dez páginas que me fizeram chorar. A conclusão da dissertação estava pronta. Ela só precisou cortar um único parágrafo da sua carta de amor.

Meu amor, estou morrendo de saudade. Não suporto mais ficar um só minuto longe de você. Como não estou conseguindo fazer nada além de pensar no nosso filho e no nosso futuro em Berlim, hoje vou escrever sobre a minha pesquisa e te contar tudo o que aprendi nos últimos dois anos.

Ela defendeu a dissertação na data marcada e foi muito elogiada pelos professores que participaram da banca, especialmente pela criatividade e sensibilidade das considerações finais.

Minha pequena epifania revelou, parafraseando Fernando Pessoa, que nem todas as cartas de amor são ridículas. Afinal, a carta de amor da minha primeira orientanda não teria se transformado em uma belíssima conclusão de dissertação se fosse ridícula.

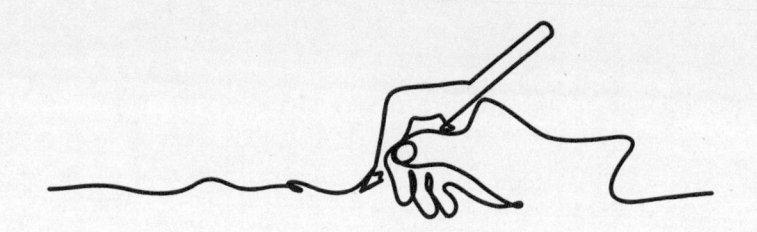

São muitas as noites de insônia. O pior é que a insônia não é apenas antes da aula, palestra ou conferência. Quando estou exausta e preciso dormir, fico me torturando: "Por que não encontrei uma resposta melhor para aquela pergunta? Como me esqueci de citar aquele autor? Por que gastei tanto tempo preparando minha fala se o outro debatedor improvisou e foi muito mais aplaudido?"

Ouso dizer que nada no mundo contribui tão efetivamente para a sobrevivência, mesmo nas piores condições, como saber que a vida da gente tem um sentido.

Há muita sabedoria nas palavras de Nietzsche:

"Quem tem *por que* viver suporta quase qualquer *como*."

Viktor Frankl

Peixe fora d'água

Assim que terminei a minha conferência na Jornada dos Alunos da UFRJ, uma doutoranda me fez uma pergunta: "Mirian, você já se sentiu um peixe fora d'água? Eu me sinto deprimida com as ofensas e humilhações de professores arrogantes que se julgam superiores ao resto da humanidade. Acho que sou sensível demais, não tenho vocação para fazer parte de um mundo tão competitivo, agressivo e destrutivo."

Respondi que "de perto, ninguém é normal", e que, apesar de já terem se passado algumas décadas da defesa da minha dissertação de mestrado, continuava sofrendo por me sentir um "peixe fora d'água". Em cada aula, palestra, debate, conferência, entrevista para a televisão, sentia o mesmo medo, insegurança e ansiedade, como se fosse, sempre, a minha primeira vez.

São muitas as noites de insônia. O pior é que a insônia não é apenas antes da aula, palestra ou conferência. Quando estou exausta e preciso dormir, fico me torturando: "Por que não encontrei uma resposta melhor para aquela pergunta? Como me esqueci de citar aquele autor? Por que gastei tanto tempo preparando minha fala se o outro debatedor improvisou e foi muito mais aplaudido?"

O que amenizou um pouco o meu sofrimento foi descobrir que os pesquisadores que eu mais admiro também se sentiram "peixes fora d'água".

Quando li *Norbert Elias por ele mesmo*, compreendi que minhas "dificuldades eram absolutamente normais". Na época em que escrevi minha tese de doutorado sobre Leila Diniz, não teria me sentido tão sozinha se soubesse que 90% dos jovens encontram dificuldade ao redigir seus trabalhos de pesquisa.

Norbert Elias só conseguiu sua primeira posição estável como professor de Sociologia aos 57 anos. *O processo civilizador*, publicado em alemão em 1939, foi descoberto tardiamente na França e na Inglaterra, na década de 1970.

Sabia que era um bom professor — já tinha a reputação entre meus companheiros de estudos de possuir o dom de explicar coisas complicadas com simplicidade. Gostava de ensinar. No que diz respeito à pesquisa, dispunha apenas de minha tese de doutorado para provar minha capacidade. E ela representava um trabalho duro. Tinha confiança em minhas capacidades intelectuais, e ideias não me faltavam. Mas o imenso trabalho intelectual que minha tese exigiu me parecera dificílimo.

Só bem mais tarde fui pouco a pouco compreendendo que 90% dos jovens encontram dificuldade ao redigir seu primeiro trabalho importante de pesquisa; e, às vezes, acontece o mesmo com o segundo, o terceiro ou o décimo, quando se consegue chegar aí. Teria agradecido se alguém me dissesse isso na época.

Evidentemente, pensamos: "Sou o único a ter tais dificuldades para escrever uma tese (ou outra coisa); para todos os outros, isso se dá mais facilmente." Mas ninguém disse nada. É por isso que digo isso aqui. Essas dificuldades são absolutamente normais. Sabia que a sorte estava do meu lado. O trabalho jamais foi totalmente fácil para mim, mas eu era perseverante e nunca o abandonei.

Apesar de saber que "nada é mais universal e universalizável do que as dificuldades", Pierre Bourdieu, em *Esboço de autoanálise*, confessou que quase desistiu de dar a aula inaugural no Collège de France.

Essa tensão nunca se revelou a mim de maneira tão dramática como por ocasião da aula inaugural no Collège de France, ou seja, no momento de assumir um papel que eu tinha dificuldade para englobar na ideia que eu fazia de mim. A preparação dessa aula levar-me-ia a sentir uma concentração de todas as minhas contradições: o sentimento de ser perfeitamente indigno, de não ter nada a dizer que mereça ser dito diante daquele tribunal.

Na certa, o único veredicto que reconheço duplica-se por um sentimento de culpa em relação a meu pai, que acabara de morrer. Embora saiba que ele teria ficado por demais orgulhoso e feliz, estabeleço um liame mágico entre sua morte e êxito, assim constituído em transgressão--traição. Noites de insônia.

Para ele, as noites de insônia eram um preço muito elevado a pagar para pertencer à instituição a que tanto almejava.

Esboço um movimento de parada brusca e de ir embora... vou até o fim na corda bamba. Depois sinto um terrível mal-estar, ligado ao sentimento da gafe mais do que da transgressão. Depois de concluída a aula, falo a torto e a direito, em meio ao relaxamento que se segue a uma enorme tensão, com o sentimento de ter sempre de pagar um preço muito elevado por tudo.

Por não levar a sério o mundo acadêmico, Howard Becker não sofreu para concluir seu mestrado aos 21 anos e seu doutorado, aos 23. Ele contou, em entrevista para Alzira Abreu, Gilberto Velho e Maria Ignez Duque Estrada, que "a universidade era uma atividade de lazer, uma espécie de hobby, uma brincadeira".

Nessa época eu ainda estava tocando piano, e essa era a atividade mais importante para mim... Eu não tinha sérias intenções de me tornar sociólogo. Eu tinha a séria intenção de me tornar um pianista de jazz... E isso teve um resultado interessante, porque eu não tinha nenhuma ansiedade em relação aos estudos. Se me saísse bem, ótimo, se não, não tinha importância. Todos os meus amigos se preocupavam, sofriam, e eu não... Eu só estava preocupado com o suficiente para passar de ano, nunca liguei para provas, nunca me preocupei com tese. Para mim, aquilo era uma brincadeira.

No entanto, Howard Becker sofreu bastante quando começou a lecionar: "Tive todos aqueles problemas terríveis de um professor iniciante, de preparar aulas. Eu não sabia ensinar. Sabia fazer pesquisa, mas não sabia ensinar. Foi horrível, mas de alguma maneira sobrevivi."

O sentimento de estar "fora de lugar", apesar de angustiante, também pode ser uma experiência positiva e enriquecedora, como Zygmunt Bauman revelou em entrevista para Maria Lúcia Pallares-Burke.

No meu ponto de vista (e por experiência), estar "fora de lugar", ao menos em parte do nosso ser, não concordar completamente, manifestar divergência, é o único meio de resguardarmos nossa autonomia e liberdade. Estar "dentro" mas parcialmente "fora" é também um meio de preservar o frescor, a inocência e a abençoada ingenuidade de visão. Quem está assim situado tende a fazer perguntas que não ocorreriam àqueles estabelecidos mais solidamente; tende a notar o estranho no familiar, o anormal no óbvio. Exílio é muito frequentemente uma situação de sofrimento, mas também de expansão do pensamento crítico, de independência, *insight* e criatividade.

Estar "fora de lugar", para Zygmunt Bauman, seria uma forma de garantir a autonomia, liberdade e independência intelectual no meio acadêmico.

Ainda me sinto assim e gosto disso. Não tenho certeza se tal atitude foi fruto de uma escolha livre que gradualmente se tornou um hábito, ou se foi, e ainda é, um meio de transformar uma necessidade em virtude. Perdas deve haver, como ser ocasionalmente objeto de desconfiança, de zombaria, de descortesia, de um caso ou dois de rejeição e, o que para mim é a coisa mais vexatória e nociva de todas, sentir que em vez de avaliarem suas opiniões de acordo com o seu mérito, elas são descartadas. Mas os ganhos superam imensamente as perdas.

Tenho certeza de que, apesar de ainda me sentir um "peixe fora d'água" no mundo acadêmico, os ganhos superaram imensamente as minhas perdas. Mas será que as torturantes noites de insônia não são um preço muito elevado a pagar?

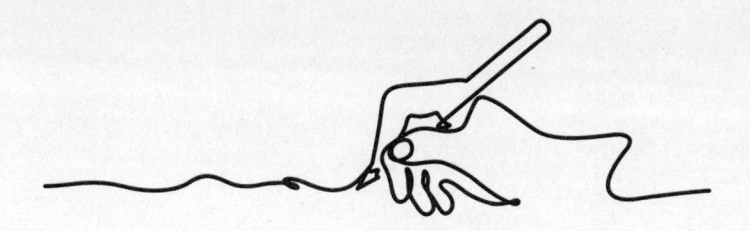

No momento mais importante de toda a minha trajetória acadêmica, na minha progressão para professora titular, no dia 8 de maio de 2015, Roberto DaMatta me deixou muito emocionada quando elogiou o meu memorial que, segundo ele, era uma espécie de "confissões de uma antropóloga".

Este livro se pediu uma liberdade maior que tive medo de dar. Ele está muito acima de mim. Humildemente tentei escrevê-lo. Eu sou mais forte do que eu.

Clarice Lispector

Você tem inveja?

A inveja é um sentimento básico no Brasil. Está para nascer um brasileiro sem inveja. A coisa é tão forte que falamos em "ter" — em vez de "sentir" — inveja. Outros seres humanos e povos sentem inveja (um sentimento entre outros), mas nós somos por ela possuídos. Tomados pela conjunção perversa e humana de ódio e desgosto, promovidos justamente pelo sucesso alheio. Nosso problema é o sujeito brilhante que — estamos convencidos — "tira" (rouba, apaga, represa, impede) a nossa chance de fulgurar naquela região além do céu.

Você sabe quem é, leitor, pela inveja que sente todas as vezes que encontra o tal "alguém" que, pela relação invejosa, te faz sentir um bosta: um "ninguém".

A inveja, digo eu, é o sinal mais forte de um sistema fechado, onde a autonomia individual é fraca e todos vivem balizando-se mutuamente. O controle pela intriga, boato, fofoca, fuxico e mexerico é a prova desse incessante comparar de condutas cujo objetivo não é igualar, mas hierarquizar, distinguir, pôr em gradação. O horror à competição, ao bom senso, à transparência e à mobilidade, é o outro lado dessa cultura onde ter sucesso é uma ilegitimidade, um descalabro e um delito.

Como, então, não sentir inveja do sucesso alheio, se estamos convencidos que o êxito é um ato de traição a um pertencer coletivo conformado e obediente? Como não sentir inveja se o exitoso é aquele que recusa ser o bom cabrito que não chama atenção e passa a ser o mais vistoso?

Quando li "Você tem inveja?", coluna de Roberto DaMatta em *O Globo*, de 24 de outubro de 2007, lembrei-me imediatamente de um caso de "alguém" que, pela relação invejosa, te faz sentir um bosta: um "ninguém".

Alguns meses antes, Roberto DaMatta havia ministrado uma conferência para alunos e professores da UFRJ. Sentei-me na primeira fila do auditório para escutar as palavras do meu professor. Bem atrás da minha cadeira, duas sociólogas ficaram tagarelando durante a palestra. De forma debochada, diziam que tudo o que Roberto DaMatta escreve ou fala sempre acaba na oposição "casa e rua" ou no "você sabe com quem está falando?". Fiquei com tanta raiva que me levantei e fui me sentar bem longe das duas invejosas. No Brasil, como dizia Tom Jobim, sucesso é ofensa pessoal.

Tive a grande alegria de fazer um curso com Roberto DaMatta, em 1989, no meu doutoramento em Antropologia Social. Como trabalho final do seu curso, ele sugeriu que fizéssemos uma pesquisa de campo sobre amizade em São João Nepomuceno, cidade do interior de Minas Gerais. Apesar de estar enfrentando o momento mais difícil de toda a minha vida, cuidando da minha mãe que estava com câncer em estágio avançado, decidi que não poderia perder a oportunidade de fazer aquela pesquisa de campo com meu mestre.

Em São João Nepomuceno, convivi durante alguns dias com Roberto DaMatta, sua esposa Celeste e meus colegas de curso da pós-graduação. Lembro-me com saudade das nossas conversas diárias para discutir os caminhos da pesquisa, para elaborar as perguntas que deveríamos fazer aos moradores da cidade, e também das nossas corridas, caminhadas e questionamentos existenciais. Desde então, Roberto DaMatta se tornou, além de um professor inesquecível, um dos meus amigos mais queridos.

Um momento memorável com Roberto DaMatta foi quando, na festa de abertura da Bienal do Livro do Rio de Janeiro, em 2005, ele me contou que, quando não compreende um livro de um de nossos colegas, tem o hábito de jogá-lo pela janela. Se um velho antropólogo não consegue decifrar o jargão mal escrito e enigmático de alguns cientistas sociais, imagine a tortura que deve ser para os jovens pesquisadores, disse.

Nem acreditei quando ele revelou que havia gostado bastante do meu livro mais recente e que dava para perceber que eu gostava muito de escrever. Sua esposa, Celeste, confirmou e ainda brincou que *De perto ninguém é normal* não havia sido jogado pela janela.

Para me deixar ainda mais feliz, Roberto DaMatta enfatizou que, como ele, eu também era uma escritora. Aliás, acrescentou, isso poderia ser comprovado pelo fato de nós dois sermos os únicos antropólogos presentes na abertura da Bienal do Livro.

No momento mais importante de toda a minha trajetória acadêmica, na minha progressão para professora titular, no dia 8 de maio de 2015, Roberto DaMatta me deixou muito emocionada quando elogiou o meu memorial que, segundo ele, era uma espécie de "confissões de uma antropóloga".

Quando li o seu memorial, lembrei que Lévi-Strauss disse que Rousseau é o fundador das ciências humanas porque escreveu *As confissões*. Todo antropólogo tem um toque confessional, acho que esse toque caracteriza o seu trabalho como um todo, esse tom de absoluta franqueza me surpreendeu muito.

Você falar de mim, da minha importância, me emocionou muito. Eu fiquei muito tocado com o seu memorial, e os memoriais nunca me emocionam. Quero agradecer muito o que você falou do meu trabalho, me deu um sentido de conforto, o que eu fiz e continuo fazendo no mundo acadêmico produziu alguns resultados.

Eu acho que a sua obra criou um gênero novo. Eu acredito que também no meu trabalho eu criei um gênero novo.

Quem não sabe escrever tem inveja de quem sabe. O Brasil acredita em meninos prodígios, como acredita em fórmulas feitas. O Brasil está cheio de meninos prodígios, cada frase que eles escrevem tem três autores em que eles se ancoram, Rousseau, Malinowski, não sei quem mais.

Texto acadêmico em geral se escreve com muletas. Você não escreve com muletas, é a Mirian falando. Tem uma riqueza nesse despojamento que é você. É um prazer ler o que você escreve, essa coisa natural. E você tem a coragem de fazer isso. Ninguém consegue escrever bem se não tem esse tipo de enfrentamento de si mesmo. Aconteceu com muitos antropólogos que tinham obras que iam revolucionar a antropologia e nenhuma delas saiu da cabeça deles.

Você tem uma coisa que muitos não tiveram na antropologia: sucesso! Nem todo mundo tem uma obra de sucesso. Você tem um sucesso enorme, é uma exceção.

O que eu queria dizer aqui, se você me permitir, é: não sucumba ao papel de professora titular, não sucumba às vicissitudes e às regras do mundo acadêmico. Continue sendo o que você tem sido. Seja escritora. Continue sendo 100% Mirian Goldenberg. É muito melhor.

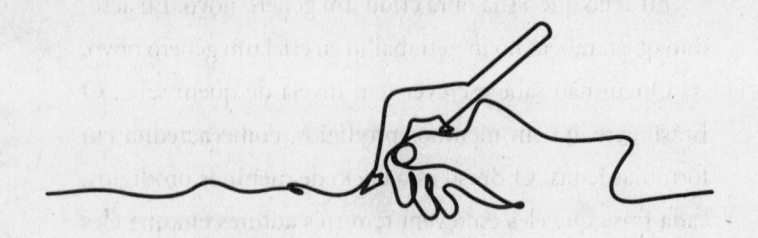

Na introdução de *A Outra*, eu confessei que, desde menina, já sabia que era muito melhor ser a amante do que a esposa. Contei também que fui testemunha do sofrimento da minha mãe quando descobriu que o meu pai a traía, por mais de vinte anos, com a secretária. E que minha mãe acreditava que o câncer havia nascido em função da dor e desilusão que sentiu com a descoberta da traição.

A ARTE DE PESQUISAR

Como pode realizar-se um ser humano dentro da condição feminina? Que caminhos lhe são abertos? Quais conduzem a um beco sem saída? Como encontrar a independência no seio da dependência? Que circunstâncias restringem a liberdade da mulher, e quais ela pode superar?

Simone de Beauvoir

A Outra

Minha mãe morreu aos 62 anos, após sofrer durante dois anos e meio com o tratamento para o câncer. Logo após o enterro, voltei para o Rio de Janeiro. Assim que cheguei, liguei para Gilberto Velho dizendo que não iria conseguir entregar o trabalho final do seu curso sobre desvio e estigma: "Gilberto, já fiz as entrevistas com oito amantes de homens casados, mas não tenho a menor condição para escrever uma só linha agora. Nem sei como vou conseguir sobreviver ao desespero e depressão."

Ele veio imediatamente ao meu apartamento, conversamos durante duas horas e ganhei mais um mês de prazo para entregar o trabalho final.

Comecei a escrever no mesmo dia em que conversei com Gilberto Velho, no mesmo dia do enterro da minha mãe. No momento de maior dor de toda a minha vida, nasceu *A Outra: um estudo antropológico sobre a identidade da amante do homem casado*.

Na introdução de *A Outra*, eu confessei que, desde menina, já sabia que era muito melhor ser a amante do que a esposa. Contei também que fui testemunha do sofrimento da minha mãe quando descobriu que o meu pai a traía, por mais de vinte anos, com a secretária. E que minha mãe acreditava que o câncer havia nascido em função da dor e desilusão que sentiu com a descoberta da traição.

Consegui entregar o trabalho no prazo. Uma semana depois, Gilberto Velho me chamou para uma conversa no Museu Nacional. Ele me contou que estava pensando em publicar um livro com os trabalhos finais de todos os alunos do seu curso, mas que não havia gostado dos demais trabalhos. Para minha surpresa, ele disse que gostou muito do que escrevi e que eu deveria publicar um livro com a minha pesquisa sobre as amantes. E ainda me prometeu que iria escrever a apresentação.

Para a publicação do livro, ele sugeriu que eu cortasse tudo o que havia de mais íntimo e pessoal na introdução de *A Outra*. Entusiasmada com a possibilidade de publicar o trabalho, e feliz com o reconhecimento do meu professor, acabei concordando com a censura das minhas confissões.

Quando escrevi *A Outra,* eu só tinha uma velha máquina de escrever e, em nenhum momento, tive a preocupação de fazer uma cópia do trabalho final.

Uma ex-aluna, que está organizando o arquivo de Gilberto Velho, falecido em 2012, ficou de verificar se meu trabalho final havia sido guardado, mas, até o momento, não conseguiu encontrar a versão original de

A Outra. É muito provável que a minha confissão tenha sido queimada no incêndio do Museu Nacional em 2018.

Sinto um enorme arrependimento por ter concordado em apagar uma parte tão marcante da minha história. Na época, não consegui enxergar a importância de cada uma daquelas palavras escritas com as minhas lágrimas. Talvez tenham sido as páginas mais belas e tristes que já escrevi em toda a minha vida. Talvez...

Se eu conseguisse recuperar a introdução que foi censurada, gostaria de publicar uma versão completa do livro. Afinal, sem o meu drama familiar, *A Outra* não teria nascido.

Como havia prometido, Gilberto Velho escreveu a apresentação do pequeno livro.

Este livro é uma contribuição original e inovadora no campo das Ciências Humanas no Brasil. Mirian Goldenberg realizou pesquisa com entrevistas sobre a identidade feminina, tomando como referência uma situação de transgressão. O papel da Outra tem sido, dentro da nossa cultura, marcado pela ideia de pecado, mobilizando acusações e discriminação. Este trabalho relativiza a própria categoria "Outra" ao analisá-la e contextualizá-la.

Pela sua clareza e franqueza, o livro traz dados preciosos para a melhor compreensão das trajetórias de mulheres que vivem em período turbulento, de óbvias transformações no campo da moral, das relações amorosas e da família.

Este material só poderia ter sido coletado por pesquisadora dedicada e sensível.

Mirian Goldenberg levanta questões que abrem caminho para novas pesquisas. Como todo trabalho pioneiro, este terá, forçosamente, desdobramentos.

Quase explodi de alegria ao acordar em um domingo de sol e ver na *Folha de S.Paulo* do dia 2 de agosto de 1990 uma chamada de capa sobre *A Outra*. Era uma matéria de duas páginas inteiras sobre a minha pesquisa com as amantes de homens casados. *A Outra* foi um sucesso estrondoso: ficou entre os livros mais vendidos do país durante várias semanas.

No entanto, nem todos os dias foram de sol e de alegria. A suspeita de eu ter me interessado pelo tema por ser a amante ou a esposa traída estava escancarada nas perguntas dos jornalistas. Nas entrevistas que dei na época, fui obrigada a responder às mesmas perguntas: "Você já foi a Outra?"; "Seu marido já teve Outra?"

O estigma era tão grande que passei a usar uma aliança bem grossa no dedo anelar da mão esquerda, para que os jornalistas acreditassem que eu era uma mulher casada e feliz com meu marido fiel. O que, devo confessar, não era verdade na época.

Pude sentir na própria pele o que Erving Goffman afirmou: a pesquisadora que se relaciona com uma pessoa estigmatizada é obrigada a compartilhar um pouco do seu descrédito.

As ideias de poluição e de contágio me ajudaram a compreender as dificuldades que enfrentei ao decidir estudar um universo estigmatizado dentro e fora do mundo acadêmico. O perigo, de acordo com Mary Douglas, está na transição, porque a transição não é nem um estado nem o seguinte, é indefinível. Pesquisar um tema considerado impuro, como o adultério, e entrevistar mulheres em posições socialmente desaprovadas acabou causando reações semelhantes àquelas inquietações provocadas pelo que se entende como sujeira e perigo.

Fazer um nome no campo científico, acumular capital simbólico, é, de acordo com Pierre Bourdieu, usar estratégias conscientes — ou, como foi no meu caso, inconscientes — de distinção.

A Outra foi um marco decisivo na minha vida profissional e pessoal. Como diria Howard Becker, foi o primeiro passo para a minha "carreira desviante". Jamais poderia imaginar que um pequeno trabalho que escrevi em um momento de tanta dor seria determinante para a minha trajetória como antropóloga malcomportada.

É curioso lembrar que a primeira matéria que saiu sobre *A Outra*, no *Jornal do Brasil* do dia 23 de julho de 1990 — mesmo dia em que lancei o livro na Casa de Cultura Laura Alvim abarrotada de gente —, parecia estar me defendendo das possíveis acusações de desvio que eu poderia sofrer por ter escolhido estudar amantes de homens casados. A jornalista Luciana Villas-Boas finalizou a matéria com a seguinte afirmação: "É um trabalho que pode ajudar a compreender as relações familiares no Brasil, diz Mirian, com a tranquilidade de quem, aos 33 anos, não é a Outra de ninguém."

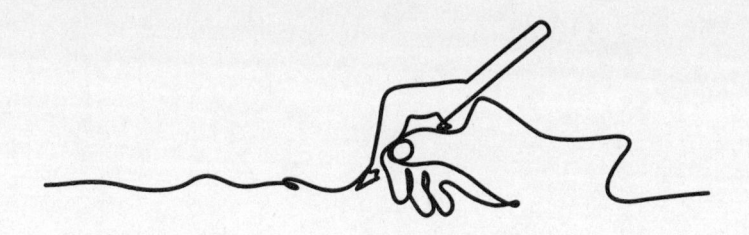

Leila Diniz dizia que era uma mistura de Marilyn Monroe e Dercy Gonçalves. Eu gostaria de ser uma mistura de Simone de Beauvoir e Leila Diniz, mas, como disse Roberto DaMatta na minha progressão para professora titular, é melhor continuar sendo apenas "100% Mirian Goldenberg".

Como todas as minhas entrevistas dizem "Leila, a mulher livre," "Leila, a mulher que faz amor," "Leila, que é independente," todo mundo fica achando que sou aquela puta da zona. Sou uma moça livre. A liberdade é uma opção de vida. Meio inconsciente, me tornei mito e ídolo, ou mulher símbolo da liberdade, pregadora do amor livre. Só quero que o amor seja simples, honesto, sem os tabus e as fantasias que as pessoas lhe dão.

Leila Diniz

Toda mulher é meio Leila Diniz

A banca de seleção de ingresso no doutorado do Museu Nacional, em 1987, ficou entusiasmada com meu projeto de pesquisa sobre as mulheres revolucionárias e as festas religiosas na Nicarágua.

Assim que fui aprovada, comecei a me preparar para morar em Manágua nos anos seguintes. Mas a revolução acabou e, com o fim do meu sonho, desisti do meu projeto de pesquisa.

Após a publicação de *A Outra*, realizei mais duas pesquisas com amantes de homens casados, mas não queria continuar estudando o mesmo tema. Confesso que o preconceito que sofri foi a principal razão para mudar de projeto. Não aguentava mais ouvir: "Você já foi a Outra?"; "Seu marido teve uma Outra?"

Fiquei um bom tempo sem conseguir decidir qual seria o tema da minha tese: minha única certeza era a de que iria pesquisar a trajetória de alguma mulher revolucionária. Em um domingo de sol, caminhando na areia da praia de Ipanema, fiquei encantada com a beleza de uma mulher grávida de biquíni. Coincidentemente, dias depois, vi a icônica fotografia de Leila Diniz, com sua barriga grávida de biquíni, em uma matéria sobre o Dia Internacional da Mulher. Ela estava sendo citada como um exemplo de mulher libertária que revolucionou os comportamentos das brasileiras. Eureka: encontrei o meu novo projeto de pesquisa.

Quando comecei a pesquisa para a minha tese, eu sabia muito pouco sobre a trajetória de Leila Diniz, pois o mito de mulher revolucionária que a envolvia não marcou minha infância e adolescência.

Leila Roque Diniz nasceu no dia 25 de março de 1945, em Niterói, Rio de Janeiro. Eu nasci em Santos, São Paulo, mais de uma década depois. Quando Leila Diniz morreu, aos 27 anos, eu tinha apenas 16 anos.

Ao tomar emprestado de uma música de Rita Lee o título da minha tese de doutorado, "Toda mulher é meio Leila Diniz", defendida em 11 de março de 1994, busquei responder às seguintes questões: quais foram os comportamentos de Leila Diniz considerados inovadores, desviantes e transgressores? Como se construiu e se consolidou sua imagem de mulher revolucionária, símbolo da alegria, do prazer e da liberdade? Qual a importância de Leila Diniz nas transformações ocorridas nas décadas de 1960 e 1970, especialmente no que diz respeito à sexualidade, à maternidade e ao corpo da mulher brasileira?

Por meio de um mergulho profundo na trajetória de Leila Diniz, procurei analisar como determinados eventos foram importantes marcos na construção do mito de mulher revolucionária: o filme *Todas as mulheres do mundo*, de 1966; a entrevista a *O Pasquim* em 1969, recheada com mais de setenta palavrões; a fotografia grávida de biquíni na praia de Ipanema em 1971; o nascimento da filha, Janaína, em 19 de novembro de 1971 e, menos de sete meses depois, em 14 de junho de 1972, a morte em um acidente de avião, quando tinha 27 anos.

Procurei contextualizar o espírito da época em que Leila Diniz viveu: o movimento feminista; a contracultura; a revolução sexual e comportamental; o estilo de vida carioca; a expansão da psicanálise; o campo artístico brasileiro; a ditadura militar.

Ao entender a "revolução simbólica", como afirmou Pierre Bourdieu, como uma luta que pode ser realizada por um indivíduo singular na sua existência cotidiana, foi possível compreender a força da representação de Leila Diniz como uma "mulher revolucionária". Ela se tornou um "mito, ídolo, mulher símbolo da liberdade" devido à coerência entre seu discurso e seu comportamento, acumulando reconhecimento dos que contestavam os modelos de corpo, de linguagem e de comportamento sexual até então dominantes. Nos anos 1960 e 1970, especialmente no meio artístico, muitas mulheres "diziam" ou "faziam" as mesmas coisas que Leila Diniz, mas ela "dizia e fazia".

Por fim, a parte que considero mais relevante da minha tese de doutorado: as entrevistas que realizei com suas três irmãs e com seu irmão, com seus tios, tias e primas, e com seu psicanalista Wilson Chebabi. O momento mais emocionante da minha pesquisa foi quando tive acesso aos diários que Leila Diniz escreveu após o nascimento da sua filha, Janaína.

As entrevistas em profundidade e os diários de Leila Diniz foram um poderoso instrumento para revelar determinadas questões que não apareceram nas demais fontes pesquisadas.

Entrevistei, em primeiro lugar, Eli Diniz, a irmã mais velha de Leila. Ela havia sido casada com o advogado Marcelo Cerqueira. Muitos anos antes de escolher a trajetória de Leila Diniz como tema da minha tese de doutorado, Marcelo Cerqueira, além de me acolher em sua casa após a invasão da PUC-SP, em 1977, quando eu era uma ativa militante estudantil, foi, em 1978, padrinho do meu casamento com Benjamin.

Logo na primeira entrevista, Eli me contou que Leila, aos 2 anos, foi "adotada como filha" por Isaura, a segunda mulher de Newton Diniz. Ernestina, a mãe biológica, estava em um sanatório para se recuperar de tuberculose. Os dois irmãos mais velhos de Leila, Eli e Elio, também passaram a morar com Isaura, mas nunca foram "adotados como filhos". Os dois sabiam que a "mãe verdadeira", Ernestina, havia se recuperado e morava no bairro de Santa Teresa, mas estavam terminantemente proibidos de revelar o "segredo" para Leila.

Somente na adolescência, Leila descobriu que Ernestina era sua mãe biológica, e não Isaura, como sempre acreditou.

Aos 16 anos, em crise por ter sido enganada por tanto tempo e desconhecer a existência de Ernestina, Leila começou a fazer terapia com o psicanalista Wilson Chebabi.

Eli também me contou um fato jamais mencionado nas fontes que eu havia pesquisado: o suicídio de Newton Diniz, pai de Leila, em 1981.

Depois de várias entrevistas com Eli, entrevistei seu irmão Elio e suas duas irmãs mais novas, Regina e Ligia, filhas de Newton e de Isaura. Também entrevistei seus tios, tias e primas. Todos falaram do suicídio de Newton Diniz como o desfecho de uma história familiar trágica.

Por ser algo muito delicado, e posterior à morte de Leila Diniz, decidi retirar da tese todos os depoimentos sobre o suicídio. No entanto, meu orientador, Afrânio Raul Garcia Júnior, me fez o seguinte questionamento: "Por que você vai censurar um fato tão importante para compreender o drama familiar de Leila Diniz? Será que as irmãs e o irmão da Leila querem que o suicídio do pai seja cortado da sua tese de doutorado?"

Entreguei, então, uma cópia da tese aos quatro irmãos e, para minha surpresa, eles não exigiram nenhuma mudança importante no texto final. Alguns palavrões foram cortados, e uma das irmãs pediu que eu tirasse o número de parceiros sexuais que ela disse ter tido ao longo de sua vida e deixasse apenas: "Eu não sei com quantos homens transei na vida, mas foram muitos, não dá nem para contar."

Percebi que eu iria censurar algo que os próprios irmãos queriam revelar, talvez para ajudar a compreender que a breve vida de Leila Diniz não correspondia àquela do mito revolucionário construído pelos filmes, documentários, livros e matérias publicadas na imprensa.

Meu orientador tinha razão. Conhecer os dramas familiares de Leila Diniz me ajudou a compreender melhor o esforço que ela fez para superar o sofrimento no sentido de (re)inventar a própria existência.

Alguns elementos silenciados nas fontes que encontrei sobre a sua vida, ou abordados de forma muito superficial, parecem ter sido decisivos para a construção de sua personalidade singular: a descoberta da mãe biológica; a busca precoce da psicanálise; o diário escrito desde os 15 anos até o momento da sua morte e o sofrimento do pai que, posteriormente, culminou com o suicídio.

Ao exibir certos aspectos da vida de Leila Diniz e silenciar sobre outros, as narrativas até então existentes parecem ter tido o objetivo de não macular a imagem de mulher revolucionária, acreditando que tais dramas seriam incompatíveis com o mito.

Ter acesso, por meio dos longos depoimentos, a um segredo familiar, foi um momento decisivo para a construção da minha tese de doutorado e, também, para a minha própria trajetória como antropóloga.

Acredito que, ao revelar o "não dito", minha pesquisa contribuiu para ajudar a compreender por que, como escreveu Carlos Drummond de Andrade, a atriz se tornou "Leila para sempre Diniz": "moça que sem discurso nem requerimento soltou as mulheres de 20 anos presas no tronco de uma especial escravidão"; a "professorinha" que ensinou "a crianças, a adultos, ao povo todo, a arte de ser sem esconder o ser".

Leila Diniz dizia que era uma mistura de Marilyn Monroe e Dercy Gonçalves. Eu gostaria de ser uma mistura de Simone de Beauvoir e Leila Diniz, mas, como disse Roberto DaMatta na minha progressão para professora titular, é melhor continuar sendo apenas "100% Mirian Goldenberg".

Sou uma pessoa livre e em paz com o mundo. Conquistei a minha liberdade a duras penas, rompendo com as convenções que tolhiam os meus passos. Por isso, fui muitas vezes censurada, mas nunca vacilei, sempre fui em frente. Sou Leila Diniz, qual é o problema?

Leila Diniz

Mulheres invisíveis

Dois meses após defender minha tese de doutorado, iniciei, em maio de 1994, uma pesquisa sobre as trajetórias de mulheres militantes políticas no interior de um mundo predominantemente masculino.

Comecei com Olga Benário (1908-1942), "a companheira de" Luiz Carlos Prestes (1898-1990). Duas biografias — a de Fernando Morais e a de Ruth Werner —, e o filme *Olga* (2004), do diretor Jayme Monjardim, me ajudaram a analisar a trajetória de Olga Benário, sua relação com Luiz Carlos Prestes, de 1934 a 1942, bem como o nascimento da sua filha, Anita Leocádia Prestes (1936), na prisão, e o seu assassinato pelo regime nazista.

Em seguida, analisei a autobiografia de Maria Prestes (1932-2022). Muito antes de ser "a companheira de" Luiz Carlos Prestes, de 1950 a 1990, mãe de nove filhos, Maria foi "a filha de" um ativo militante comunista. Aos 10 anos, ela perguntou ao pai: "Afinal, qual é o meu nome verdadeiro? Miriam, Alzira ou Eunice?" Ele respondeu: "São todos esses nomes, depende do lugar onde você estiver morando."

Analisei a trajetória de Iara Iavelberg (1944-1971), "a companheira de" Carlos Lamarca (1937-1971), por meio da biografia escrita por Judith Lieblich Patarra. Iara iniciou sua militância no movimento estudantil, sendo alvo de uma série de acusações de desvio sobre seu comportamento sexual, sua forma de se vestir e de falar. Considerada extravagante e vaidosa pelos companheiros de militância, Iara subverteu as regras das organizações a que pertenceu, as quais exigiam um comportamento feminino discreto, submisso e invisível.

Após a análise das biografias e autobiografias, entrevistei Maria Augusta Capistrano (1918-2020), "a companheira de" David Capistrano (1913-1974), uma ativa militante do Partido Comunista Brasileiro desde 1945.

Por fim, realizei entrevistas em profundidade com Clara Charf e Iná Meireles, que foram essenciais para refletir sobre a invisibilidade feminina nos partidos e organizações políticas no Brasil.

Clara Charf (1925), "a companheira de" Carlos Marighella (1911-1969), começou a militar no Partido Comunista Brasileiro aos 20 anos e, como disse nas nossas conversas, sempre foi "uma militante 24 horas por dia". Para ela, o maior obstáculo que uma mulher militante precisa enfrentar é o machismo.

> Sempre existiu machismo no partido. Para muitos homens, o principal papel feminino é o de amparo, de respaldo doméstico, para que o homem fique livre das

preocupações cotidianas e se ocupe apenas com a militância política. Conheço muitas companheiras, e pelas quais tenho muito respeito, que só davam cobertura para o marido. Eram uma espécie de protetoras do aparelho, e, graças a elas, muitos companheiros se salvaram.

Clara Charf ressaltou que o mundo da militância política não leva em conta o cotidiano feminino, o que se reflete na ausência de creches em eventos políticos e sindicais e na realização de reuniões em horários incompatíveis com as responsabilidades e obrigações domésticas.

O mundo da política ainda é um mundo dos homens. Tudo continua organizado de uma maneira que se pressupõe que a mulher está sempre disponível para a casa e para os filhos, enquanto o homem pode ter reuniões de noite e nos finais de semana, pode viajar, participar de congressos três dias seguidos. Muitas companheiras acham natural que as tarefas práticas e os cuidados da casa e das crianças sejam realizados apenas pelas mulheres. É impossível conciliar a militância política com o cuidado da casa e dos filhos.

Para ela, o machismo e a falta de autocrítica dos companheiros, além da própria autodesvalorização das mulheres, fazem com que muitas militantes naturalizem que as tarefas domésticas sejam obrigações exclusivamente femininas.

As mulheres continuam invisíveis em um mundo que é ainda dos homens. Aumentou o número de mulheres, mas a visibilidade e o poder decisório que a mulher tem na política ainda é pequeno. Muitas mulheres ficam caladas nas reuniões. É um certo complexo de inferioridade que a mulher adquiriu, de se achar inferior, sendo que muitas vezes ela tem muito mais capacidade do que o homem que está na direção. Quando a mulher está na direção, sempre tem que provar que é muito melhor do que o homem. Ninguém cobra tanto do homem quanto cobra da mulher.

Apesar da crescente militância feminina, Clara Charf reconheceu que as mulheres ainda são invisíveis ou consideradas secundárias nos partidos e organizações políticas. Aos protagonistas — aos homens —, cabem as decisões mais importantes, os ideais e as lutas políticas (o mundo público), e às coadjuvantes e figurantes — às mulheres —, o suporte e o amparo familiar e caseiro (o mundo doméstico).

Nas entrevistas que realizei com Iná Meireles (1948-2015), ela repetiu várias vezes que nunca foi "a companheira de" ninguém.

Sou uma militante 24 horas por dia desde os meus 16 anos. Apesar de ser médica, de ter dois filhos e de ter namorado e casado muitas vezes, a militância política sempre foi o mais importante na minha vida. Ao contrário de tantas mulheres corajosas que são invisíveis no mundo da militância de esquerda, todos os meus ex-maridos e namorados é que ficaram conhecidos como sendo "os companheiros da Iná".

Iná Meireles foi a primeira mulher presidente da Central Única dos Trabalhadores do Rio de Janeiro, uma das raras mulheres a chegar à presidência de uma organização sindical de tal porte. Também foi a primeira mulher a se tornar presidente do diretório do Partido dos Trabalhadores de Niterói.

Ela criticou a valorização de um tipo de militância política associada aos homens: o domínio do discurso em grandes assembleias; a fala dura e impessoal; os métodos de disputa competitivos e violentos; a distância das questões da vida familiar e doméstica. Afirmou que "uma mulher precisa, no mundo dos homens, ter muito mais coragem, disciplina, dedicação, abnegação e sacrifício".

Nunca me arrependi das minhas escolhas. No fundo, no fundo, eu acho que a minha vida é muito melhor do que a da mulher que não é militante. Não penso no que perdi como militante. Até perdi: fui presa e torturada durante um ano e cinco meses. Mas eu acho que ganhei muito mais por ser uma mulher militante. Eu tenho vivido tantas experiências incríveis, conhecido tanta gente interessante, aprendido e construído tantas coisas importantes. Quando passei a ter cargos de direção comecei a entender como os homens têm, de fato, acesso a coisas que as mulheres não têm.

Apesar da militância "24 horas por dia", e de nunca ter sido rotulada como "a companheira de" ninguém, Iná Meireles confessou que sempre se sentiu um "peixe fora d'água" no "mundo dos homens".

Tem um problema que eu acho inerente à mulher: a falta de gosto pela competição absurda que existe. Eu até me acho uma pessoa competitiva, mas esse meio é competitivo demais. Às vezes me dá preguiça, me enche o saco. Acho que não me imponho o suficiente por ser mulher. Se eu fosse homem talvez nem precisasse me sacrificar tanto. Para eu ser uma boa presidente da CUT não basta eu ser como um homem. Eu tenho que ser muito melhor do que um homem. É muito mais fácil para o homem, ele se sente um peixe na água. Eu não; para mim a água sempre é uma coisa estranha, tensa, agressiva. Nunca me senti um peixe na água.

Iná, Clara, Maria Augusta, Iara, Maria e Olga — e tantas outras militantes "24 horas por dia" — me revelaram que, apesar dos obstáculos dentro e fora dos partidos e das organizações políticas, apesar de se sentirem desvalorizadas, invisíveis e "peixes fora d'água", as mulheres foram e continuam sendo protagonistas da história brasileira, e não meras coadjuvantes ou figurantes nas vidas e lutas dos seus companheiros.

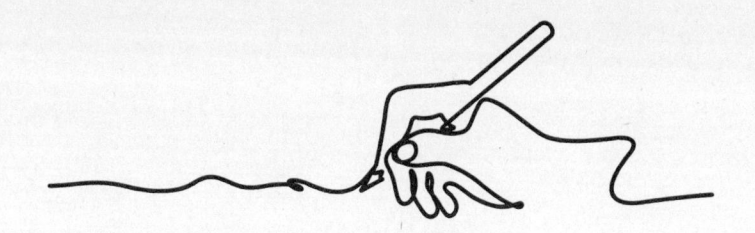

Todas as vezes que tive a oportunidade de conversar com Darcy Ribeiro, ele falou ininterruptamente, inquieto, ansioso, exuberante, vibrante, carismático. Berta, ao contrário, estava sempre observando e escutando muito mais do que falando.

O retrato que ficou gravado na minha memória é o de Darcy Ribeiro como um antropólogo "para fora"; e o de Berta Ribeiro como uma antropóloga "para dentro". Duas formas de fazer antropologia muito distintas, quase opostas, mas com a mesma paixão pelos povos indígenas.

A resignação não passa de uma demissão e de uma fuga; não há, para a mulher, outra saída senão a de trabalhar pela sua libertação.

Simone de Beauvoir

Muito mais do que "a mulher de Darcy Ribeiro"

Para participar do processo de seleção do doutorado no Programa de Pós-Graduação em Antropologia Social do Museu Nacional da UFRJ, em 1987, eu precisava de duas cartas de recomendação. Perguntei a Berta Ribeiro, uma das maiores autoridades em cultura material dos povos indígenas, se ela poderia escrever uma das cartas. Ela generosamente aceitou e escreveu uma carta que eu não li, pois, de acordo com as regras da seleção, a carta deveria ser enviada diretamente à secretaria do programa. Nunca vou saber o que Berta Ribeiro escreveu, pois provavelmente a carta foi queimada no trágico incêndio do Museu Nacional em 2018.

Gosto de imaginar Berta Ribeiro, em seu escritório abarrotado de livros, de diários de campo e de peças indígenas, datilografando a minha carta de recomendação em sua velha máquina de escrever. O que será que ela escreveu na carta que nunca li?

Como conheci Berta Ribeiro?

Logo depois de defender a minha dissertação de mestrado, em 1980, comecei a trabalhar em uma organização não governamental. Minha função era coordenar o escritório do Rio de Janeiro e montar um time de pesquisadores, cientistas e intelectuais que pudessem dar subsídios para partidos, sindicatos e movimentos da sociedade civil. Berta Ribeiro foi a primeira antropóloga a integrar o meu time de consultores. Na época, apesar de continuar assinando Berta Ribeiro, ela estava separada de Darcy Ribeiro desde 1974.

Ficamos amigas desde o nosso primeiro encontro no seu apartamento em Copacabana. Éramos muito parecidas, não só nos nossos interesses profissionais e lutas sociais, como nos nossos temperamentos e comportamentos: tímidas, introvertidas, introspectivas, observadoras, estudiosas e apaixonadas. Éramos duas sobreviventes!

Berta Gleizer nasceu na Romênia, em 1924, na região da Bessarábia. A menina judia chegou ao Brasil no início dos anos 1930, junto com o pai, Motel Gleizer, e a irmã mais velha, fugindo do antissemitismo. Sua irmã logo começou a participar de atividades políticas e, em 1935, foi enviada para um campo de concentração por Getúlio Vargas. O pai, desesperado com o desaparecimento da filha, decidiu viajar para a Europa para procurá-la e nunca mais voltou.

Com 11 anos, Berta ficou sozinha no Brasil e passou a morar nas casas das famílias que a acolheram. Aos 16 anos, começou a trabalhar como datilógrafa e conseguiu ter dinheiro para alugar um quarto em uma pensão. Foi seu "momento de libertação", como ela disse.

Em suas *Confissões*, Darcy Ribeiro contou como conheceu Berta em um comício do Partido Comunista, em 1946.

> Conheci Berta num comício, quando pedi um cigarro a um companheiro. Ela veio trazer. Nunca mais me deixou. Soube depois o segredo dos mistérios dela, complicadíssima para namorar. Ela era a irmã menor que ficara escondida no Brasil, quando Jenny, a mais velha, jovem ativista, foi banida junto com Olga Benário, a mulher de Prestes, para ser mandada para um campo de concentração na Alemanha.

Eles se casaram em 1948 e, em seguida, Berta acompanhou Darcy no seu trabalho de campo com os indígenas.

Berta afirmou que não poderia ter tido melhor professor, pois aprendeu antropologia com o marido na viagem de oito meses, feita em 1948, ao território dos indígenas Kadiwéu. Ela datilografou os manuscritos de Darcy desde 1948 até 1974, quando se separaram. Em uma carta de 1994, Berta reconheceu que contribuiu para a etnologia brasileira e para a "causa indígena" ao ajudar Darcy Ribeiro em seus trabalhos.

No livro *Berta Ribeiro: aos índios, com amor*, Ana Arruda Callado revelou que, além de datilografar os manuscritos de Darcy Ribeiro, Berta organizou fichas, pesquisou a bibliografia e traduziu livros em inglês, francês e espanhol para ele.

Um dia falei a Berta: "Dizem que você é quem faz os trabalhos de Darcy. É verdade?" Ela me respondeu: "Darcy chegava à noite, jantávamos e íamos dormir. Ele então acordava de madrugada e escrevia. Quando eu acordava, organizava aquelas páginas que ele havia escrito à mão e datilografava tudo. Era isso."

Berta, de acordo com o mesmo livro, estaria "sempre por trás da cena" porque, diferentemente de Darcy, ela "não era de aparecer". Ela teria optado pela invisibilidade para deixar Darcy Ribeiro brilhar.

Quando estava com Darcy, ela estava encoberta, mas ela também cedia o lugar. Darcy gostava e ela assim desejava. Joga-se a dois nas relações… Um faz, mas o outro deixa fazer. Ela tampouco queria seu lugar, tampouco queria discutir essas coisas. Estava em outra… Berta escrevia muito, escrevia e corrigia muito o que Darcy fazia, páginas e páginas, ela ficava escrevendo em casa, continuamente corrigindo, discutindo e escrevendo. Ela não era de aparecer. Quem aparecia era Darcy; Berta estava sempre por trás da cena.

Em *Confissões,* livro publicado em 1997, Darcy Ribeiro destacou o valor da obra e da militância de Berta em defesa das culturas indígenas.

Primeiro, seu simultâneo interesse pelas culturas indígenas e pelo destino dos índios. Segundo, seu respeito por seus informantes indígenas, que chega ao ponto de publicar um livro de mitologia em nome deles e lhes transferir os direitos autorais. Terceiro, sua ampla visão, que incorpora tudo que conhecemos sobre a sabedoria dos povos da floresta dentro do quadro da sociedade e da cultura brasileira, tema sobre o qual publicou vários livros. Inclusive seu texto *O índio na cultura brasileira*, que é o melhor com que contamos para uma visão panorâmica da contribuição indígena à nossa cultura.

Darcy Ribeiro contou, em uma entrevista para a *Folha de S.Paulo* (11/8/1996) intitulada "A maior carta de amor do mundo", que escreveu *Diários índios*, seus diários desde 1949 até 1951, como uma carta de amor para Berta. "Como foi reler a obra e prepará-la para publicação depois de 46 anos?", perguntou o jornalista.

Foi emocionante. Me senti jovem outra vez. Escrevi os diários quando tinha 26, 27 anos. É uma maravilha ter isso em mãos. Também fiquei muito emocionado porque tinha me esquecido que os havia escrito em forma de carta para uma mulher que amava muito, minha primeira mulher, Berta. É a maior carta de amor do mundo.

No diário de campo de 20 de novembro de 1949, Darcy revelou a importância de Berta, sua companheira de vida e de ofício antropológico.

Berta, abro esse diário com seu nome. Dia a dia escreverei o que me suceder, sentindo que falo com você. Ponha sua mão na minha mão e venha comigo. Vamos percorrer mil quilômetros de picadas pela floresta, visitando as aldeias índias que nos esperam, para conviver com eles, vê-los viver, aprender com eles. D. R.

Darcy e Berta morreram em 1997 — ele em 17 de fevereiro e ela em 17 de novembro, exatamente nove meses depois.

Todas as vezes que tive a oportunidade de conversar com Darcy Ribeiro, ele falou ininterruptamente, inquieto, ansioso, exuberante, vibrante, carismático. Berta, ao contrário, estava sempre observando e escutando muito mais do que falando.

O retrato que ficou gravado na minha memória é o de Darcy Ribeiro como um antropólogo "para fora"; e o de Berta Ribeiro como uma antropóloga "para dentro". Duas formas de fazer antropologia muito distintas, quase opostas, mas com a mesma paixão pelos povos indígenas.

A militância incansável pela "causa indígena" deu significado à vida de Berta, uma antropóloga apaixonada que foi muito mais do que "a mulher de Darcy Ribeiro":

"Eu não posso ser judia, porque não tenho religião... Não tenho família, nem marido, nem filhos. Sou sozinha. Só tenho mesmo meu trabalho com os índios. Devo a eles o que sou... Eu me sinto Desâna."

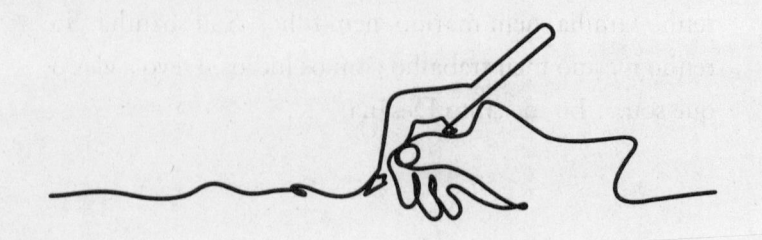

Meu livro *A bela velhice* foi inspirado em *A velhice*, de Simone de Beauvoir. Quando li pela primeira vez essa obra, nos meus 20 anos, tive medo de me tornar um "cadáver ambulante". Após reler o livro inúmeras vezes, consegui encontrar uma categoria marginal para Simone de Beauvoir que se tornou central na minha pesquisa sobre envelhecimento, autonomia e felicidade: "bela velhice".

A ARTE DE ESCUTAR

Já que o destino da mulher é ser, aos olhos do homem, um objeto erótico, ao tornar-se velha e feia, ela perde o lugar que lhe é destinado na sociedade: torna-se um monstro que suscita repulsa e até mesmo medo.

Simone de Beauvoir

A bela velhice

Após concluir o estudo sobre trajetórias de mulheres militantes, iniciei uma pesquisa com o objetivo de investigar as diferentes representações sobre ser mulher e ser homem na cultura brasileira, os modelos ideais de casamento e o significado da fidelidade nos arranjos conjugais contemporâneos.

Quando perguntei às mulheres "O que mais te atrai em um homem?", obtive como resposta: a inteligência e "o corpo". Para a pergunta "O que mais te atrai sexualmente em um homem?", a resposta delas foi: "o corpo".

Quando perguntei aos homens "O que mais te atrai em uma mulher?", encontrei: a beleza e "o corpo". Para a pergunta "O que mais te atrai sexualmente em uma mulher?", eles responderam: a bunda e "o corpo".

Quando perguntei às mulheres o que elas mais invejavam em outras mulheres, as respostas foram: "o corpo", a magreza, a beleza, a juventude e a sensualidade. E ainda detalharam: cabelos, seios, bunda, barriga, pele, dentes, pernas, cintura, olhos, boca etc.

Para a pergunta sobre o que os homens mais invejavam em outros homens, eles responderam: inteligência, poder, dinheiro, sucesso, "o corpo", força física, altura, cabelos, abdômen sarado, pênis grande etc.

Quando perguntei às mulheres o que mais invejavam nos homens, elas responderam categoricamente: liberdade! E, em seguida, disseram: fazer xixi em pé, não menstruar, não ter cólica, não ter TPM, não ter menopausa, não se depilar, não ter celulite e estrias, não engordar facilmente, poder envelhecer em paz etc.

Quando perguntei aos homens o que mais invejavam nas mulheres, eles responderam simplesmente: nada!

Pode-se pensar que os homens responderam que não invejam as mulheres por medo da acusação de não serem "homens de verdade", o que pode ser percebido nas respostas: "Não invejo nada, sou espada"; "Inveja de mulher? Não sou boiola"; "Como assim invejar uma mulher? Eu sou homem de verdade."

Foi notável a recorrência da categoria "o corpo" nas respostas femininas e masculinas sobre atração e inveja. Curiosamente, "o corpo" foi citado sem o acréscimo de qualquer adjetivo.

Somente quando perguntei como se descreveriam em um anúncio buscando um parceiro amoroso, "o corpo" apareceu seguido de adjetivos: jovem, magro, alto, bonito, gostoso, sexy, sensual, atraente, musculoso, sarado, atlético, trabalhado, saudável, em boa forma etc.

Cheguei à conclusão de que, em determinados segmentos sociais, "o corpo" é uma verdadeira riqueza e uma fonte de distinção, sucesso, prestígio e poder.

No Brasil, "o corpo" é um capital.

No entanto, "o corpo capital" não é um corpo qualquer. É um corpo jovem, magro, bonito, sensual, em boa forma, trabalhado, sem marcas indesejáveis, sem rugas, sem estrias, sem celulites, sem manchas, sem excessos, sem gorduras, sem flacidez etc.

Ao criar a ideia de que "o corpo" é um capital na cultura brasileira, fui desafiada a enfrentar uma questão que, até então, não fazia parte do meu repertório de angústias existenciais: o pânico de envelhecer.

O que significa envelhecer em uma cultura onde "o corpo" é um capital? Como ficar velha na cidade do Rio de Janeiro, repleta de praias maravilhosas onde se exibem corpos jovens, magros e sensuais em minúsculos biquínis?

Coroas, meu primeiro livro sobre envelhecimento, nasceu de uma crise profunda que vivi, aos 40 anos, quando fui, pela primeira vez na vida, a uma dermatologista para que ela me indicasse um filtro solar e um hidratante, produtos que nunca havia usado até então.

Além de me recomendar produtos caríssimos como cremes hidratantes, loções esfoliantes, filtros, sabonetes e vitaminas, a dermatologista, ao examinar meu rosto como um detetive que procura provas da minha decrepitude com lentes de aumento, perguntou em um tom acusatório: "Mirian, por que você não faz uma correção nas pálpebras? Elas estão muito caídas. Você vai ficar dez anos mais jovem." E continuou em um tom ameaçador: "Por que você não coloca botox na testa? Você está com muitas rugas de expressão. Você não quer ficar dez anos mais jovem?" E a facada final: "Por que você não faz preenchimento ao redor dos lábios? Você está com bigode chinês. Você vai ficar dez anos mais jovem."

Paguei a cara consulta que ficou mais cara ainda porque, em vez de ficar dez anos mais jovem, ganhei uma enorme vergonha por estar envelhecendo.

Seu tom imperativo me soou como uma verdadeira sentença de "morte simbólica": "Você é culpada por estar ficando velha!"

Bigode chinês, pálpebras caídas, rugas de expressão, manchas, sinais e pintas no meu rosto, que antes eu não enxergava, passaram a ocupar o foco do meu olhar. Repentinamente, estrias, celulites e flacidez que eu jamais havia percebido invadiram meu corpo, especialmente a barriga, os braços e as coxas. Foi como se, de um dia para outro, eu tivesse envelhecido dez anos. E, o pior de tudo: a culpa era única e exclusivamente minha.

A crise dos 40 durou um ano: "Faço ou não faço cirurgia plástica? Coloco ou não o preenchimento no bigode chinês? Botox ou não na testa? Será que vou ficar dez anos mais jovem se fizer tudo o que ela mandou? Será que sou culpada por estar ficando uma velha horrorosa, decrépita e descartável?"

O lado positivo da minha crise existencial foi resolver pesquisar os caminhos para construir uma "bela velhice".

Por que escrevi *A bela velhice*?

Meu livro *A bela velhice* foi inspirado em *A velhice*, de Simone de Beauvoir. Quando li pela primeira vez essa obra, nos meus 20 anos, tive medo de me tornar um "cadáver ambulante". Após reler o livro inúmeras vezes, consegui encontrar uma categoria marginal para Simone de Beauvoir que se tornou central na minha pesquisa sobre envelhecimento, autonomia e felicidade: "bela velhice".

Depois do choque de ler *A velhice* quando ainda era muito jovem, decidi me agarrar à ideia de "bela velhice". Seria possível, apesar das mazelas, doenças e misérias da "última fase da vida", inventar uma "bela velhice"?

Encontrei na própria Simone de Beauvoir a resposta para a minha questão. Ela sugeriu, nas entrelinhas das 711 páginas de *A velhice*, um possível caminho para a construção de uma "bela velhice": ter um projeto de vida.

Simone de Beauvoir acreditava que, na maior parte das vezes, os indivíduos de mais idade só se sentiam velhos por meio do olhar dos outros, sem terem experimentado grandes transformações interiores e até mesmo exteriores.

Determinados homens e mulheres, por terem projetos significativos e uma vida mais autônoma e criativa, poderiam ajudar a revelar os caminhos para a construção de uma "bela velhice". Os criadores, os intelectuais, os artistas, os escritores, ao priorizarem a busca de significado para suas existências, recusariam uma "morte simbólica", criando novas e positivas representações sobre a velhice. Apesar de não serem numerosos, os seus exemplos de vida poderiam revelar os caminhos para envelhecer de uma forma mais autônoma, autêntica e ativa.

A "bela velhice" não seria um caminho apenas para celebridades e indivíduos excepcionais; seria o resultado de um projeto de vida que poderia ser construído desde muito cedo, ou até mesmo tardiamente. A beleza da velhice estaria justamente na sua singularidade, nas pequenas e grandes escolhas que cada indivíduo pode fazer para concretizar o seu projeto de vida.

Para Simone de Beauvoir, somente escutando a voz dos mais velhos poderemos ajudar a romper com a conspiração do preconceito, medo, vergonha, ignorância e silêncio que cerca a velhice.

Paremos de trapacear: o sentido de nossa vida está em questão no futuro que nos espera. Não sabemos quem somos, se ignorarmos quem seremos: aquele velho, aquela velha, reconheçamo-nos neles. Isso é necessário se quisermos assumir em sua totalidade nossa condição humana. Para começar, não aceitaremos mais com indiferença a infelicidade da idade avançada, mas sentiremos que é algo que nos diz respeito. Somos nós os interessados.

Cada um de nós, especialmente os mais jovens, deveria se reconhecer no velho que é hoje ou no velho que será amanhã. Velha não é a outra; velha sou eu.

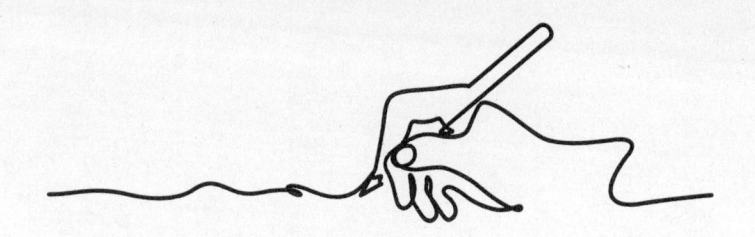

O mais importante para construir uma "bela velhice," destacou Ivo Pitanguy, é preservar a autonomia, cultivar o bom humor, ter alegria e gratidão de viver o momento presente e, principalmente, ter "tesão pela vida". Ele afirmou que não temia a morte, mas sentia medo de se tornar inválido, dependente, descartável, improdutivo e inútil. "Não há melhor preparo para a velhice do que viver intensamente um dia de cada vez, saboreando cada minuto da vida. Sempre considerei o tempo o meu bem mais precioso. Meu lema é: 'Eu não preciso mais, mas eu quero',"concluiu.

Espera-se que um certo "otimismo" com relação ao nosso futuro possa fluir das lições retiradas do nosso "trágico" passado.

E isso, por sua vez, pressupõe a capacidade humana de transformar criativamente os aspectos negativos da vida em algo positivo ou construtivo.

Em outras palavras, o que importa é tirar o melhor de cada situação dada.

Viktor Frankl

Tesão na alma

"Já transei para caramba e, agora, tenho mais tesão na alma", disse Rita Lee, aos 73 anos, em uma entrevista para *O Globo* no dia 26 de setembro de 2021.

Tudo muda o tempo todo. Aos 73 anos, por exemplo, tenho meus cabelos brancos. Já fui loira, já fui ruiva — que era um Sol na cabeça — e agora tenho a Lua comigo. Sinto também um vetor da vida que transforma o desejo. Já transei para caramba e, agora, tenho mais tesão na alma. Um prazer que é despertado por um bom livro, meditação, quando tento me comunicar telepaticamente com irmãos das estrelas, com meus rituais espirituais.

A roqueira mais famosa do Brasil disse que "velho não quer trepar". Rita Lee, que "trepou a vida inteira", contou que descobriu novos prazeres na velhice: ler e escrever, aprender coisas novas, pintar, lavar louça, arrumar a cama e outras "tarefas fantásticas". "E hoje estou aqui, velha e dona de casa", já que não tinha mais interesse em "fazer sexo e usar drogas".

O "tesão na alma" de Rita Lee me lembrou de uma entrevista que fiz com Ivo Pitanguy. "Qual é o segredo para construir uma bela velhice?", perguntei ao famoso cirurgião plástico.

"A verdadeira beleza da velhice é a beleza da nossa alma, não é a beleza do corpo, da aparência. É preciso, desde muito cedo, aprender a enxergar e cultivar a beleza da nossa alma", ele respondeu.

Com quase 90 anos no momento da nossa conversa, Ivo Pitanguy mantinha uma intensa agenda de compromissos. "Eu não preciso mais, mas eu quero", era o lema da sua "bela velhice".

Eu tenho alegria e encantamento de viver intensamente cada momento. Eu preciso estar aberto, curioso e flexível para aprender coisas novas todos os dias. Tenho uma agenda intensa de compromissos, aulas, consultas, conferências, congressos. Não penso em me aposentar. Trabalho o dia inteiro com entusiasmo. Não é uma obrigação, é uma escolha diária, é o que me dá mais tesão de viver.

Apesar das mudanças inevitáveis, Ivo Pitanguy saboreava cada minuto da sua "bela velhice".

Pode parecer clichê, mas é a mais pura verdade: para envelhecer bem é preciso aprender a saborear as pequenas alegrias do tempo presente e se adaptar às mudanças inevitáveis que acontecem na velhice. Cada problema que aparece eu penso: "Se for só isso, dá para me adaptar." Se não consigo mais correr, ando um pouco mais devagar, mas continuo andando. Se não consigo mais beber como bebia antes, tomo só uma taça de vinho, mas continuo saboreando cada minuto da minha vida. Eu tenho muito tesão pela vida.

O mais importante para construir uma "bela velhice", destacou Ivo Pitanguy, é preservar a autonomia, cultivar o bom humor, ter alegria e gratidão de viver o momento presente e, principalmente, ter "tesão pela vida". Ele afirmou que não temia a morte, mas sentia medo de se tornar inválido, dependente, descartável, improdutivo e inútil. "Não há melhor preparo para a velhice do que viver intensamente um dia de cada vez, saboreando cada minuto da vida. Sempre considerei o tempo o meu bem mais precioso. Meu lema é: 'Eu não preciso mais, mas eu quero'", concluiu.

A importância da autonomia para construir uma "bela velhice" apareceu com ênfase na minha pesquisa com homens e mulheres de mais de 90 anos.

Tereza, de 92 anos, me contou que a filha caçula, Monica, é tão superprotetora que acaba tolhendo a sua autonomia e controlando a sua liberdade de escolha nas decisões mais cotidianas.

Vivi muito bem sozinha até os 90 anos, mas minha filha se separou e veio morar comigo. Não tenho mais paz, liberdade e privacidade. Ela quer fazer tudo por mim, não me deixa fazer nada, só falta me dar comida na boca. Contratou uma cuidadora para me vigiar e controlar tudo o que eu faço. Ela é muito autoritária, não aceita que ainda sou capaz de resolver meus problemas e escolher o que é melhor para mim. Eu me sinto inútil, um peso, uma velha inválida.

Monica, uma psicóloga de 63 anos, afirmou que a mãe é muito teimosa porque quer fazer "tudo do jeito dela".

Sei que é exagero, mas tenho vontade de colocá-la dentro de uma bolha de proteção para ela não ficar doente ou se machucar. Contratei uma cuidadora para fazer companhia, ir ao supermercado, banco, farmácia, mas ela quer fazer tudo sozinha, não aceita que precisa de ajuda. Ela diz que se sente usando tornozeleira em uma prisão domiciliar.

Luiz, um professor aposentado de 91 anos, disse que Renato, seu único filho, não tem a menor paciência com ele.

Meu filho não me escuta, não presta atenção no que falo, não respeita minha opinião. Ele vive me mandando fazer o que acha certo ou errado, como se eu fosse uma criança. Quer controlar minhas amizades e até meu dinheiro, como se eu não tivesse discernimento para escolher meus amigos e gastar meu dinheiro como eu bem quiser.

Luiz confessou que não pede ajuda ao filho porque se sente um peso na vida dele.

Meu cartão de crédito foi clonado. Isso acontece até com jovens. Mas se eu contar para meu filho sei que ele vai explodir: "Tá vendo? Quantas vezes falei para você me deixar pagar as contas, para não comprar nada pelo celular?" Qualquer probleminha ele faz um drama, parece que está fazendo um enorme sacrifício. Prefiro resolver tudo sozinho para não depender da ajuda dele. E ainda me sinto culpado por fazer tudo errado e atrapalhar a vida dele.

Renato, um médico de 60 anos, disse que o pai "dá muito trabalho".

Meu pai é muito independente, faz questão de morar sozinho, ainda dirige e sai de casa todos os dias sem me avisar. Paga as contas pelo celular, faz um monte de compras pela internet. O cartão dele já foi clonado três vezes. Peço para ele me dar a senha para eu pagar as contas e controlar as despesas, mas ele não dá. Perco um tempo absurdo consertando as cagadas que ele faz.

Esses são apenas dois exemplos dos inúmeros conflitos diários entre pais e filhos presentes nas famílias que venho pesquisando desde 2015.

De 2010 a 2020, o número de nonagenários no Brasil quase dobrou, passando de 455 mil para 856 mil. Segundo o IBGE, a previsão é a de que eles cheguem a mais de 5 milhões em 2060, como mostrou uma matéria da revista *Veja* sobre "A beleza dos 90", de 18 de junho de 2021, em que quatro dos meus amigos nonagenários foram os protagonistas: Nalva, Neuza, David e Nobolo.

Com o envelhecimento da população brasileira, é cada vez mais comum a convivência conflituosa entre diferentes gerações. A preocupação dos filhos pode ser uma expressão sincera de amor e de cuidado, mas, para construir uma "bela velhice", é preciso evitar a tentativa, mesmo que inconsciente, de cercear a autonomia dos mais velhos.

O desrespeito à autonomia é uma espécie de "morte simbólica" para mulheres e homens que, "apesar da idade avançada" — ou justamente "por causa da idade avançada" —, continuam plenamente capazes de serem protagonistas da própria vida e ainda sentem muito "tesão na alma".

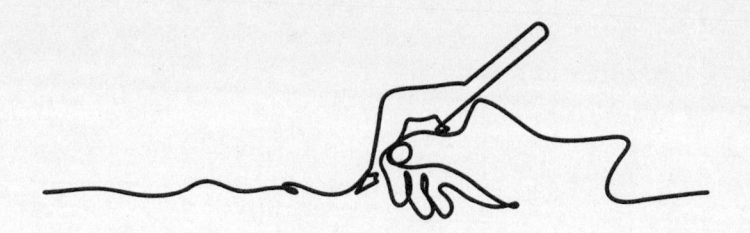

Apesar de ter escrito o *Manifesto das velhas sem vergonhas*, descobri que preciso aprender a brincar e rir das minhas próprias vergonhas. Preciso urgentemente tirar os óculos da velhofobia e colocar os óculos da velhautonomia para conseguir enxergar alguma beleza na minha própria velhice. Afinal, velha não é a outra; velha sou eu.

Interessando-nos pelas oportunidades dos indivíduos, não as definiremos em termos de felicidade e sim em termos de liberdade.

Simone de Beauvoir

Velhofobia, velheuforia e velhautonomia

No dia 11 de dezembro de 2019, dia do meu aniversário, almocei com uma das minhas editoras com o objetivo de apresentar meus projetos para os próximos livros. Contei que estava com vontade de escrever um pequeno manual para denunciar e combater a violência, a discriminação e o preconceito contra os mais velhos no Brasil. Eu já tinha até o título do livro: *Velhofobia*.

Ela me perguntou por que, desde 2015, passei a usar a palavra "velhofobia" nos meus artigos e livros. Respondi que prefiro velhofobia porque o termo não remete apenas ao preconceito etário, mas, também, aos medos e sofrimentos associados à velhice.

A velhofobia pode se manifestar de diferentes maneiras, com atitudes de exclusão, de abuso, de infantilização e até mesmo por meio de piadas e de "brincadeirinhas".

A editora gostou do projeto, mas argumentou que eu já havia escrito muitos livros sobre envelhecimento, e que havia acabado de lançar *Liberdade, felicidade &*

foda-se! Sugeriu que eu publicasse, primeiro, um livro com minhas pesquisas sobre amor, sexo e traição, e, depois, *Velhofobia*.

Passei três anos escrevendo *A arte de gozar: amor, sexo e tesão na maturidade* e, infelizmente, não consegui escrever *Velhofobia*.

Confesso que me arrependi da decisão, pois acredito que o livro teria sido importante para denunciar e combater o abuso financeiro, a negligência, a falta de cuidados básicos de higiene e saúde, os maus-tratos e o abandono dos mais velhos dentro das próprias casas e famílias.

Como destaquei nas entrevistas e colunas que escrevi durante a pandemia de covid, as denúncias de violência contra os mais velhos cresceram 500% nos primeiros meses de 2021, tendo sido registrados mais de 33,6 mil casos de agressão pelo Disque 100. A realidade era muito mais assustadora, pois a maioria das pessoas mais velhas tem vergonha e medo de denunciar seus agressores: os próprios filhos em mais de 50% dos casos; e os netos, cônjuges, genros e noras em mais de 10% dos casos.

Aproveitei todos os espaços que tive para denunciar e combater os discursos velhofóbicos, recheados de estigmas, preconceitos e ofensas que circularam durante a pandemia.

É só uma gripezinha, só estão morrendo os velhinhos doentes. Não vamos parar a economia para salvar a vida de alguns velhinhos, eles iriam morrer mesmo, mais cedo ou mais tarde.

Vai ser até bom para a Previdência se morrerem logo. O maior problema do Brasil é que todo mundo quer viver 100 anos.

"Velhofobia" foi o título da minha coluna do dia 9 de abril de 2020 para a *Folha* sobre o impacto da pandemia nas vidas dos nonagenários que venho pesquisando desde 2015. Desde então, escrevi diversos artigos sobre o tema usando esse termo, incluindo uma entrevista para a BBC — "Pandemia de coronavírus evidencia 'velhofobia' no Brasil" — e o TEDx "Lições de amor na pandemia: a luta contra a velhofobia".

Em dezembro de 2021, resolvi fazer uma enquete no meu perfil do LinkedIn com a seguinte pergunta: "Qual a palavra que você prefere para designar a discriminação, o preconceito e a violência contra as pessoas mais velhas (ageísmo, etarismo, idadismo, velhofobia)? Se preferir outra palavra, escreva nos comentários."

O resultado da enquete, com 313 votos, foi: 44%, etarismo; 36%, velhofobia; 12%, idadismo; 8%, ageísmo. Nos comentários, apareceram sugestões dos termos "gerontofobia", "idosismo" e "velhismo".

Etarismo, idadismo, velhofobia? Para mim, o que realmente importa é denunciar e combater a violência, o abuso, a discriminação e o preconceito que as pessoas mais velhas sofrem dentro das próprias casas.

Exatamente por isso me arrependo de não ter escrito o meu pequeno manual, com o qual eu pretendia aprofundar a discussão sobre velhofobia e sobre duas novas categorias que criei: "velheuforia" e "velhautonomia".

Um exemplo de velhofobia é o de Valéria, uma escritora de 60 anos que tem pânico de envelhecer e só enxerga feiura, doença, decadência e perda na própria velhice.

Qual é o problema de dizer que sou velha? Para que ficar dando um nome mais bonito se isso não muda nada a violência, preconceito e intolerância que enfrento todos os dias? Eu sofro com a decadência do meu corpo: fico procurando rugas, cabelos brancos, manchas na pele. Tenho pânico de ficar doente, sozinha e inválida. Eu me sinto invisível, abandonada e desvalorizada. A velhice é uma merda, é um tipo de morte antecipada.

A ideia de velheuforia surgiu quando Vera, uma empresária de 65 anos, disse que estava fazendo todas as loucuras que não teve a coragem de fazer quando era jovem. "Depois do meu divórcio, entrei em um aplicativo de relacionamentos e já transei com mais de vinte homens, todos na faixa dos 30 anos. Vivo como se fosse morrer amanhã, quero aproveitar cada segundo, recuperar o tempo perdido."

O conceito de velhautonomia nasceu quando Vitória, uma psicóloga de 69 anos, contou que aprendeu a ligar o botão do foda-se e a ter coragem de dizer não para todos os vampiros emocionais.

Tatuei no pulso direito o meu botãozinho do foda-se. Quando me criticam, me xingam de velha ridícula e dizem que estou exagerando e extrapolando os limites, aperto o botão do foda-se para os preconceitos, opiniões e julgamentos dos outros. Deletei da minha vida todas as pessoas tóxicas que só me criticam e buscam destruir a minha saúde física e emocional, principalmente os vampiros emocionais da minha família e do meu trabalho. A maior riqueza da maturidade é a liberdade de ser eu mesma. Passei a ter a coragem de dizer não para tudo o que eu não quero mais na minha vida. Hoje, sou dona do meu tempo, senhora das minhas escolhas e decisões.

É possível sentir, simultaneamente, velhofobia, velheuforia e velhautonomia? A mesma mulher pode ter pânico de envelhecer e, ao mesmo tempo, achar essa fase da vida libertadora?

Minhas próprias contradições e ambiguidades me ensinaram que, para construir uma "bela velhice", em vez de usar a conjunção *ou,* é melhor usar *e*.

Posso ter medos e inseguranças *e*, também, estar vivendo o melhor momento de toda a minha vida.

Posso ser uma mulher autônoma e independente em muitos aspectos *e*, paradoxalmente, me sentir prisioneira dos padrões de beleza, juventude e sensualidade.

Posso ligar o botão do foda-se para a opinião dos outros *e* sentir vergonha da decadência do meu corpo.

Posso ser uma pesquisadora obcecada por compreender o sofrimento feminino *e* uma mulher angustiada com os sinais e marcas da própria velhice.

Um exemplo da minha "velhice paradoxal" aconteceu quando, no dia 18 de agosto de 2022, participei do programa *Linhas Cruzadas*, na TV Cultura, para debater o tema "As pessoas melhoram ou pioram com o tempo?".

Ao falar a respeito das minhas pesquisas sobre envelhecimento, autonomia e felicidade, contei que descobri que não existe velhice no singular. Velhice é sempre no plural: velhices. Alguns homens e mulheres podem florescer quando envelhecem e se tornar sua melhor versão; outros podem murchar e acabar sendo a pior versão.

Florescer ou murchar não é uma questão de opção pessoal nem de personalidade; depende das circunstâncias familiares, sociais e econômicas, da saúde e de toda a história de vida.

O que eu percebi em comum nas pessoas de mais idade que venho pesquisando é que todas valorizam extremamente a autonomia.

A frase que mais tenho escutado das mulheres mais velhas é: "Nunca fui tão livre, nunca fui tão feliz, é a primeira vez que eu posso ser eu mesma. É a primeira vez que tenho a coragem de dizer não. É o momento mais feliz de toda a minha vida. É uma verdadeira revolução."

"A última idade", como escreveu Simone de Beauvoir, poderia ser uma libertação para boa parte das mulheres, que, submetidas durante toda a vida ao marido e dedicadas aos filhos, deveriam, enfim, preocupar-se consigo mesmas.

Só existiria uma saída para as mulheres: recusar os limites que lhes são impostos e procurar abrir para si e para as outras mulheres os caminhos da libertação.

No programa, lembrei o fato de que, no século passado, as mulheres jovens fizeram uma verdadeira revolução amorosa, sexual e conjugal. Hoje são as mulheres mais velhas que estão transformando os discursos, comportamentos e valores associados à velhice. Elas envelheceram, mas não se aposentaram da vida: continuam criando, trabalhando, dançando, cantando, estudando, viajando, amando e muito mais. Não aceitaram ser invisíveis, transparentes, inúteis e descartáveis. Não acataram rótulos e etiquetas e tiveram a coragem de inventar uma nova forma de envelhecer, assim como inventaram uma nova forma de ser mulher no século passado.

Portanto, as mulheres deveriam ser reconhecidas como as protagonistas de uma nova revolução: a "Revolução da Bela Velhice".

Quando terminei minha fala, Luiz Felipe Pondé me elogiou bastante. O que, segundo algumas amigas que gostam do programa, é muito raro de acontecer.

Muito bom o que a Mirian falou, acho que essa coisa de dizer não, a importância da autonomia, muito boa essa ideia de que você pode ser você mesmo depois de uma certa idade, que você pode ser mais livre, aproveitar melhor o tempo. Acho que a questão plural que ela aponta é perfeita, as pessoas tendem a viver o processo da vida de forma diferente, e essa diferença não é fruto só da vontade pessoal, é fruto das condições materiais e contingenciais nas quais você viveu e nasceu.

Quando assisti ao programa na TV, não dei a menor importância para os elogios, pois fiquei obcecada com uma pinta no meu rosto. Por que não usei uma base para cobrir a pinta? Por que não disfarcei a minha velhice, ou melhor, a feiura da minha velhice? Todo mundo que me conhece deve ter pensado: "Nossa, como a Mirian está velha e feia. Que pinta horrorosa!"

Fiquei um tempão sentindo vergonha da minha pinta, até que um dia li a resposta de Sabrina Sato, de 43 anos, a uma fã que a questionou: "Por que você não tira a verruga da testa?"

Porque ela é minha. Minha verruga é um sinal de sorte e minha filha fala que me acha em qualquer lugar com essa marca, isso é ótimo. Vinte anos que vocês me assistem e ainda não se acostumaram com a minha verruguinha na testa? Ainda estão incomodados com isso? Eu não vou tirar porque eu amo ela, não me incomoda. Ela me torna única. É uma característica física que só eu tenho e não quero me parecer com ninguém. Sou feliz do jeito que eu sou, está ótimo.

Como escreveu a escritora francesa Annie Ernaux, vencedora do Prêmio Nobel de Literatura de 2022, "o pior da vergonha é que achamos que somos os únicos a senti-la".

Apesar de ter escrito o *Manifesto das velhas sem vergonhas*, descobri que preciso aprender a brincar e rir das minhas próprias vergonhas. Preciso urgentemente tirar os óculos da velhofobia e colocar os óculos da velhautonomia para conseguir enxergar alguma beleza na minha própria velhice. Afinal, velha não é a outra; velha sou eu.

A liberdade e a lucidez não servem para grande coisa, se nenhum objetivo nos solicita mais: elas têm um grande valor se ainda somos habitados por projetos. A maior sorte do velho, mais do que gozar de uma boa saúde, é sentir que, para ele, o mundo está ainda povoado de fins. Ativo, útil, escapa ao tédio e à decadência. O tempo em que vive permanece o seu, e os comportamentos defensivos ou agressivos que caracterizam habitualmente a última idade não lhe são impostos. Sua velhice é, por assim dizer, passada em silêncio. Isso supõe que, na idade madura, ele se tenha engajado em projetos que desafiam o tempo.

Simone de Beauvoir

Ser ou não ser nativa? Eis a questão

É possível transformar o familiar em exótico? E o exótico em familiar? Como enxergar a própria realidade com a distância necessária para fazer a "pergunta certa"? Como fazer uma pesquisa científica sem ignorar a própria subjetividade? O que fazer quando o pesquisador se torna nativo? E quando o nativo se transforma em pesquisador?

Um exemplo curioso da ambiguidade entre os papéis de pesquisador e nativo é o de Loïc Wacquant. Apesar do corpo franzino e da dificuldade para adquirir a força e agilidade necessárias para ser um boxeador, ele se tornou aprendiz de boxe ao realizar uma etnografia em um ginásio de uma comunidade afro-americana de baixa renda na cidade de Chicago.

Loïc Wacquant chegou a subir ao ringue em uma das principais competições regionais. "Na embriaguez do mergulho", ele pensou em se tornar um profissional do boxe, como revelou em seu diário de campo, de agosto de 1990.

Hoje me diverti tanto no *gym*, falando e rindo... Simplesmente vivendo e respirando ali, no meio deles, embebendo-me como uma esponja da atmosfera da sala, que senti um repentino sopro de angústia diante da ideia de ter de voltar logo a Harvard. Experimentei tal prazer simplesmente de participar que a observação tornou-se secundária e, francamente, estava dizendo a mim mesmo que, de bom grado, abandonaria meus estudos, minhas pesquisas e todo o resto para poder ficar aqui, boxeando.

Apesar de estar consciente de que era loucura, ele quase abandonou a carreira como professor de Harvard para ser boxeador.

Sei que isso é completamente tolo e certamente irreal, mas, nesse exato momento, a perspectiva de ir para Harvard, de escrever artigos, ler livros, assistir a conferências e o *tutti fruti* universitário, acho isso tudo sem o menor sentido, deprimente, de tal forma morno (morto) em relação à alegria carnal pura e viva, que me oferece o diabo desse *gym*, que eu queria largar tudo para ficar em Chicago. É verdadeiramente *crazy*.

Na minha experiência como professora e orientadora, já testemunhei alguns casos de alunos e alunas com as mesmas ambiguidades. Tive um orientando magro e sedentário, apelidado de Nerd porque só gostava de ler e de estudar, que ficou forte e musculoso após quatro anos de pesquisa em academias de musculação. Ele quase desistiu de ser antropólogo para se tornar professor de educação física.

Um dos casos mais interessantes que acompanhei foi o de uma aluna de mestrado que estava escrevendo a dissertação sobre concursos de beleza. Logo no início da pesquisa, ela foi convidada pelo organizador para desfilar no concurso de Miss Estado do Rio de Janeiro.

Em uma noite de dezembro de 2003, lá estava eu assistindo à final do concurso, já não apenas como sua orientadora, mas também uma de suas fãs mais ardorosas. Aplaudi efusivamente minha bela aluna, (quase) vaiei as demais concorrentes e, após quatro horas de torcida, gritei eufórica com a sua faixa de segunda colocada no concurso, o que lhe garantiu o título de Miss Turismo.

Em 1990, quando escrevi *A Outra*, vivi na própria pele o dilema de ser ou não ser nativa. Ao pesquisar as amantes de homens casados, pude compreender melhor os meus próprios dramas familiares, as traições do meu pai e o sofrimento da minha mãe.

Anos depois de escrever *A Outra*, atendi o telefonema de uma mulher desconhecida no meio da tarde: "Seu marido é meu amante há muito tempo. Você acha que ele está no trabalho? Deixa de ser idiota. Ele está transando com garotas de programa, como faz todas as segundas-feiras."

Assim que chegou do trabalho, meu marido disse que era mentira, intriga de uma ex-namorada que queria destruir nosso casamento. Perdi completamente a confiança que sempre tive nele e decidi me separar. No dia em que ele foi embora, no mesmo minuto em que saiu pela porta, chegou uma caixa da minha editora. Era o meu livro *Infiel: notas de uma antropóloga*. Após a separação, meu ex-marido confessou que sempre havia transado com "garotas de programa, porque elas são mais leves e divertidas e não me enchem o saco".

Foi muito difícil aceitar que meu casamento de 15 anos foi uma farsa, uma ilusão: eu não era tão especial, não era a única, "a número um", nem "o grande amor" do meu marido, como, até então, acreditava.

Não consegui escrever minha tese de doutorado sobre amantes de homens casados, pois, além do estigma que cerca a Outra, escutar as histórias de mulheres traídas só aumentava a minha tristeza.

Em um domingo de sol, ao ver uma mulher grávida caminhando pela praia de Ipanema, decidi pesquisar a trajetória de uma mulher revolucionária: Leila Diniz.

Mergulhar na vida de Leila Diniz teve um impacto profundo na minha forma de enxergar meu corpo e nas minhas relações amorosas e sexuais. Aprendi com ela a não me levar tão a sério e a dizer palavrões com a mesma liberdade, irreverência e ousadia.

Logo após defender minha tese de doutorado, comecei a pesquisar trajetórias de mulheres militantes e percebi meu medo de ser invisível e de ser rotulada como "a companheira de"; minha dificuldade para assumir minha própria voz e conquistar um lugar no mundo acadêmico.

Após escrever *A bela velhice*, fiz entrevistas em profundidade e grupos de discussão com casais em que as mulheres eram mais velhas do que os maridos. Por inverter a lógica da dominação masculina, que exige que os homens sejam superiores às mulheres em idade e em outros atributos, chamei o universo pesquisado de "casamentos invertidos".

Escrevi o livro *Por que os homens preferem as mulheres mais velhas?*, em que analisei os preconceitos, inseguranças e medos femininos. Para os homens que entrevistei, o fato de as esposas serem mais velhas era um sinal de superioridade; motivo de orgulho, não de vergonha.

Antes de realizar a pesquisa sobre os "casamentos invertidos", eu considerava "natural" me interessar apenas por homens "superiores": mais velhos, mais altos, mais fortes, mais poderosos, mais bem-sucedidos. Inconscientemente, reproduzia a lógica da dominação masculina ao acreditar que precisava de um homem "superior" para me sentir protegida, valorizada e aprovada socialmente.

Aos 57 anos, logo após concluir a pesquisa sobre os "casamentos invertidos", conheci meu atual marido. Se eu não tivesse pesquisado os obstáculos internos e externos enfrentados pelas mulheres mais velhas, e se não tivesse testemunhado o respeito e a admiração dos seus maridos mais jovens, tenho certeza de que teria recusado (como já havia feito algumas vezes antes da pesquisa) a possibilidade de amar e de ser feliz com um homem mais jovem. Precisei enfrentar meus próprios medos, vergonhas e inseguranças por ter perdido um importante capital: a juventude.

Desde março de 2015, quando comecei a minha pesquisa com os nonagenários, passei a dizer que tenho 93 anos. Muito mais do que uma antropóloga, professora, pesquisadora e escritora, me transformei em uma "escutadora de velhinhos", como meus melhores amigos me apelidaram.

Tornei-me, definitivamente, nativa: sou, aos 93 anos, uma eterna aprendiz da "arte de escutar bonito".

A ARTE DE AMAR

Amamos não a pessoa que fala bonito, mas a pessoa que escuta bonito.

A arte de amar e a arte de ouvir estão intimamente ligadas.

Não é possível amar uma pessoa que não sabe ouvir.

Os falantes que julgam que por sua fala bonita serão amados são uns tolos. Estão condenados à solidão.

Quem só fala e não sabe ouvir é um chato.

Rubem Alves

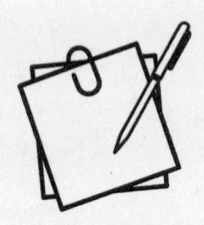

Velho é lindo!

Desde os 16 anos tenho o hábito de anotar meus sonhos. Acordo de madrugada e escrevo tudo o que sonhei. Depois de tentar lembrar cada detalhe do sonho, não consigo voltar a dormir. Como tenho muitas noites de insônia, nem sempre tenho paciência para anotar todas as minúcias dos meus sonhos.

No entanto, há alguns anos, tive um sonho tão especial que, dentro do próprio sonho, eu dizia para mim mesma que ele iria mudar minha vida: "Acorda, Mirian, você não pode esquecer o que está sonhando. Este sonho vai mostrar um novo caminho para a sua pesquisa sobre envelhecimento, autonomia e felicidade."

Acordei e imediatamente anotei o que havia sonhado. No sonho, eu estava dando uma aula sobre a "bela velhice" para os meus alunos da UFRJ.

A única categoria social que inclui todo mundo é velho. Somos classificados como homem ou mulher, homo ou heterossexual, negro ou branco. Mas velho todo mundo é: hoje ou amanhã. O jovem de hoje é o velho de amanhã. Por isso, como nos movimentos libertários do século passado do tipo *Black is beautiful*, nós todos deveríamos vestir uma camiseta com os dizeres: "Eu também sou velho! Velho é lindo!"

Depois da aula, fomos em passeata do centro do Rio de Janeiro até Copacabana, todos nós unidos, os velhos de hoje e os velhos de amanhã, vestindo camisetas e levando cartazes com as frases: "Eu também sou velho! Velho é lindo!"

Na manifestação, inspirada em Martin Luther King, fiz um discurso apaixonado.

Eu tenho um sonho. Eu tenho o sonho de que um dia o velho será considerado lindo e de que todos nós iremos viver em uma nação em que as pessoas não serão julgadas pelas rugas da sua pele e sim pela beleza do seu caráter. Livres! Somos livres, enfim!

Acordei de madrugada repetindo alegremente a frase: "Somos livres, enfim!" E com vontade de ir para Copacabana me manifestar gritando: "Eu também sou velha! Velha é linda!"

Alguns meses depois do meu sonho, em uma tarde de sábado de março de 2015, um encontro em um supermercado da zona sul do Rio de Janeiro mudou o rumo da minha pesquisa e, mais importante ainda, me ajudou a descobrir o propósito da minha vida.

Eu e meu marido estávamos escolhendo as frutas e legumes quando ouvimos uma valsa sendo tocada no piano do supermercado.

Nós nos sentamos a uma mesa, pertinho do piano, e, durante mais de uma hora, ficamos hipnotizados pela cena: uma mulher tocando com muita elegância e beleza, sem partitura, valsas, tangos, boleros e chorinhos. Como sou bastante tímida, queria ficar só observando, mas meu marido insistiu que eu fosse falar com a magnífica pianista. Guardei a minha timidez no bolso e fui...

Assim nasceu a minha amizade com Gete, que, para minha surpresa, me disse ter 87 anos. Além de tocar piano desde menina, ela me contou que já havia publicado dois livros com suas memórias de infância e que estava terminando outro.

Ela me apresentou a seu marido, Canella, de 92 anos. Médico aposentado, ele tocava pandeiro em dois grupos musicais: Telhado Branco e Celwa. Canella me apresentou a Guedes, de 92 anos, seu melhor amigo.

Logo depois chegou Nalva, de 87 anos, também excelente pianista e poetisa, com vários livros publicados.

Há muitos anos, o quarteto de amigos costumava se encontrar no supermercado, para tocar piano e conversar. Para eles, o supermercado não era apenas um lugar para fazer compras: era um espaço de amizade e de sociabilidade. A ida diária ao supermercado se transformou em uma diversão e em um meio de encontrar os velhos amigos, e até mesmo de fazer novas amizades.

Eles tinham muito em comum: o amor pela música; uma curiosidade enorme e vontade de aprender coisas novas todos os dias; eram viciados em exercícios de memória, palavras cruzadas e jogos de paciência; leitores vorazes de livros e de jornais; caminhavam e faziam exercícios; adoravam tocar, cantar e dançar; e curtiam ir diariamente ao supermercado para encontrar os amigos e tomar uma cervejinha ou um vinho.

Eles valorizavam a autonomia, a liberdade, a independência, a mobilidade, a capacidade de "ainda" tomarem decisões e de resolverem seus problemas cotidianos. Consideravam essencial controlar o próprio dinheiro, resolver os problemas domésticos, pagar as contas nos bancos, fazer as compras nas farmácias, padarias e supermercados. Sentiam-se desrespeitados quando alguém dizia que eles eram teimosos, difíceis, sem noção ou ridículos, porque "ainda" queriam continuar decidindo como viver suas vidas, gastar o próprio dinheiro e escolher o que podiam ou não podiam mais fazer.

Desde março de 2015, eu e meu marido ficamos muito amigos de Gete, Nalva, Canella e Guedes. Nas tardes de sábado, nosso programa favorito passou a ser encontrar esse quarteto fantástico no supermercado.

Na nossa primeira conversa, Nalva disse que não gostava da palavra "velho".

Eu não sou velha. Eu sou uma flor de outono. A minha idade cronológica é a idade civil, a que está registrada no cartório, na minha carteira de identidade, é o dia em que eu nasci. Mas tem também a minha idade biológica: meu corpo, minha saúde, minha lucidez, minha memória. E, mais importante ainda, é a idade da minha alma, que é a mesma desde que eu nasci. Nunca deixei de ser a criança que um dia eu fui, minha alma é eterna, pois ela se alimenta da música, da poesia, da amizade, dos meus projetos de vida. Minha alma é imortal.

Para Nalva, a pessoa de mais idade que tem projetos de vida pode até ter alguma limitação física, mas a sua alma está plena.

Minha alma não é velha e me sinto totalmente plena realizando meus projetos, cantando, dançando, tocando piano, escrevendo poesia, participando de ações de caridade. Minhas filhas falam para eu desacelerar, dizem que não preciso mais fazer tantas coisas. Elas querem que eu pare, mas a minha alma precisa continuar crescendo, aprendendo e evoluindo. Velho é quem se aposentou da vida, quem não tem projetos, quem não tem mais alegria de viver. A alma não envelhece com a idade, a alma floresce com o tempo. Eu não sou velha, sou uma flor do outono.

No mesmo dia em que nos conhecemos, Gete me apelidou de "escutadora de velhinhos".

Ninguém gosta de conversar com velho, ninguém tem interesse e paciência para escutar os velhos. Os jovens só ficam no celular, não prestam atenção nem valorizam as nossas histórias. Saber escutar é uma arte, todo mundo só gosta de falar, ninguém tem paciência para escutar. Você é uma escutadora de velhinhos.

Canella, seu marido, brincou: "A Mirian só gosta de velhos. A Mirian adora escutar os velhos. Pode não parecer, mas a Mirian tem 93 anos."

Dois anos antes de encontrar meu quarteto de amigos, em 2013, conheci minha querida amiga Thais. Aos 88 anos, ela foi minha melhor aluna em um curso que dei na Casa do Saber sobre "A bela velhice". Ela anotava tudo no seu caderninho e me agradeceu muito por ter aprendido, mesmo que tardiamente, "a arte de dizer não sem culpa".

Thais tem nove filhos, dezoito netos e quatorze bisnetos e uma vida muito ocupada de cuidados com a casa e contato diário com os filhos e netos.

Hoje, aos 99 anos, Thais é um excelente exemplo de "bela velhice". Ela faz todos os pagamentos e compras de supermercado, farmácia e livros pelo celular. Durante a pandemia, ela começou um curso de italiano em um aplicativo e já está no nível mais avançado, pois estuda todas as noites. Logo se tornou a aluna número um. Thais sempre me dá dicas de bons livros, filmes e séries para assistir.

Desde março de 2020, conversamos por telefone diariamente. Sempre fico emocionada quando um dos filhos ou netos liga e ela diz: "Agora eu não posso falar, estou falando com a minha amiga Mirian."

Thais nunca deixa de me ligar para conversar sobre o seu dia e, antes de se despedir, ela lê pensamentos de

Clarice Lispector, Cecília Meireles, Mario Quintana, Manoel de Barros, Fernando Pessoa e muitos outros que costuma anotar no seu caderninho.

Thais me deu de presente um pensamento de Caio Fernando Abreu que se tornou meu mantra: "Um amigo me chamou para cuidar da dor dele. Guardei a minha no bolso, e fui..."

Certo dia, quando eu estava me sentindo angustiada, minha doce amiga me fez chorar ao dizer que sou uma mulher corajosa que conseguiu transformar obstáculos em trampolim.

Você percebe que seus traumas de infância acabaram sendo um combustível poderoso para você escrever livros maravilhosos? Consegue enxergar que transformou a violência que sofreu em um propósito de vida que ajuda a libertar muitas mulheres? E que, justamente por ter sido tão machucada, você aprendeu a escutar e cuidar dos mais velhos com um carinho, dedicação e amor que nunca vi igual?

"Escutando bonito" e convivendo intensamente e amorosamente com Thais, Gete, Canella, Nalva e Guedes, descobri que a idade da minha alma é 93 anos e acabei encontrando o propósito da minha vida: ser uma "escutadora de velhinhos".

As ostras felizes riam dela e diziam: "Ela não sai da sua depressão..."

Não era depressão. Era dor. Pois um grão de areia havia entrado dentro de sua carne e doía, doía, doía. E ela não tinha jeito de se livrar do grão de areia.

Mas era possível livrar-se da dor.

O seu corpo sabia que, para se livrar da dor que o grão de areia lhe provocava, em virtude de suas asperezas, arestas e pontas, bastava envolvê-lo com uma substância lisa, brilhante e redonda...

Era uma pérola, uma linda pérola.

Apenas a ostra sofredora fizera uma pérola.

Rubem Alves

Como é grande o meu amor por você

Logo que conheci o quarteto fantástico no supermercado, em março de 2015, Guedes se tornou o melhor amigo que já tive em toda a minha vida.

José Pinto Guedes nasceu em 15 de maio de 1923 em Queimadela, freguesia portuguesa do município de Armamar, no distrito de Viseu. Ainda criança, veio com a família morar no Rio de Janeiro. Guedes amava contar suas histórias de infância em Portugal e da sua juventude no Brasil.

Meu marido sempre ficava encantado com a sua memória fantástica.

Guedes, como você consegue se lembrar com detalhes de tantas histórias, ler tantos livros e se lembrar de tudo o que leu? Como se lembra de tantas músicas da sua infância e juventude? Como sabe detalhes de eventos históricos que testemunhou no Brasil e em Portugal? Como memorizou tantos números de identidade, CPF, documentos e telefones da família inteira? Como consegue fazer tantas contas difíceis de matemática de cabeça? Como consegue memorizar tantas placas de carros? Não conheço ninguém com uma memória tão impressionante.

Guedes dava sua risada gostosa e brincava: "Sou o último dos moicanos!"

Em todos os programas que eu e meu marido fazíamos, Guedes estava sempre presente: teatro, cinema, debates, shows musicais, aniversários da família. Todos os sábados, nos encontrávamos no supermercado para conversar com Canella e curtir o piano de Gete e de Nalva, e, durante a semana, sempre íamos a um boteco para ele tomar uma cerveja gelada e saborear a linguicinha de que mais gostava.

Como o meu amigo mais querido amava ler, dei de presente para ele dezenas de livros de história do Brasil e de Portugal que ele devorava rapidamente para, depois, me contar tudo o que havia aprendido com cada um deles. Guedes amava biografias.

Depois de receber meus presentes, ele sempre dizia: "Eu não mereço tudo isso. Você é muito exagerada!"

Em 2019 tive um sério problema de saúde. Consultei seis médicos e todos me receitaram antidepressivos. Não tomei o medicamento, pois achava que, depois de mais de vinte anos de análise e da leitura de incontáveis livros de psicologia e de filosofia, eu já dominava as ferramentas necessárias para lidar com os meus medos, angústias e ansiedades.

Guedes me ligava todos os dias para saber como eu estava: "Ainda está na batatinha ou já está comendo cenourinha?" Suas risadas gostosas alimentavam meu corpo, meu coração e minha alma de alegria, saúde e vontade de viver.

Tenho certeza de que, sem a relação de amor e de cuidado que nós dois construímos desde 2015, eu não teria conseguido enfrentar a depressão.

Se o meu melhor amigo, de quase 100 anos, lutava com todas as suas forças para se adaptar a uma dramática realidade, como eu poderia me entregar à doença?

Se o meu amigo mais querido vivia um dia de cada vez com alegria, curiosidade e coragem incomparáveis, como eu poderia me afogar no pânico, no desespero e na depressão?

Durante a minha doença, contei para ele que havia desistido de participar de um debate com uma das pessoas mais competitivas e arrogantes que conheci na vida. Achava que ele iria me dizer: "Tudo bem, Mirian, se você não está bem de saúde não precisa participar."

Para minha surpresa, ele me deu uma bronca: "Tem que ter coragem, Mirian. Coragem. Você vai, sim!"

"Mas, Guedes, estou sem forças para enfrentar um ser tão asqueroso e agressivo. Ele vai me humilhar, debochar das minhas pesquisas, como já fez muitas vezes. E se eu ficar paralisada e não conseguir dizer nada?"

Ele apenas repetiu: "Tem que ter coragem, Mirian. Coragem. Você vai, sim!"

No dia seguinte, ele me ligou ansioso para saber se eu tinha ou não participado do debate.

"Eu fui, Guedes. E foi lindo! Se não fosse a sua bronca, jamais eu teria tido coragem de participar. Eu estava em pânico. Você é o meu melhor conselheiro, meu anjo protetor, meu mestre, meu professor, o amigo que eu mais amo e em quem eu mais confio nesse mundo. Você é a pessoa mais importante da minha vida."

Ele chorou de emoção... E eu também...

Com o início da pandemia, nossos programas e encontros foram bruscamente interrompidos, assim como todas as atividades que costumávamos fazer fora de casa.

No dia 15 de março de 2020, Guedes me ligou desesperado após assistir no telejornal imagens dos caixões na Itália.

"Mirian, os filhos não estão podendo se despedir dos pais. Como vai ser aqui no Brasil?"

Percebendo a angústia do meu amigo mais querido, chorei.

"Guedes, chega de ver televisão, chega de ver os mortos na Itália. Você tem que cuidar de mim, sem você eu não vou conseguir sobreviver."

Imediatamente seu tom de voz mudou e ele disse, com firmeza: "Deixa comigo!"

E ele cumpriu a promessa: cuidou de mim todos os dias durante a pandemia.

O melhor momento do meu dia passou a ser quando ele me ligava. Foram as nossas conversas diárias que deram significado à minha vida nos momentos mais difíceis da pandemia.

Todos os dias, desde 15 de março de 2020, pontualmente às 18h30, Guedes me ligava e dizia com a sua voz animada e carinhosa: "Boa noite, minha amiga."

Eu respondia: "Boa noite, meu amigo mais querido."

Nossos momentos de "ilustração pandêmica", como ele apelidou nossas conversas diárias, começavam com Guedes cantando uma música dos anos 1940 ou 1950. Eu ficava emocionada com a curiosidade e a alegria que ele sentia ao aprender coisas novas quando estávamos juntos.

'Vê aí, vê aí no computador de que ano é esta música. Vê aí, vê aí quem é o autor desta música. Vê aí, vê aí em que cidade ele nasceu."

Depois, Guedes cantava o meu "pot-pourri calmante". Por que "pot-pourri calmante"?

Porque quando ele cantava o "pot-pourri calmante", eu me sentia tão amada, cuidada e abraçada que não precisava tomar Lexotan para conseguir dormir.

O "pot-pourri calmante" era um mix de cinco músicas que Guedes selecionou para cantar quando percebia que eu estava triste. Ele começava com duas músicas de Martinho da Vila:

> Canta, canta, minha gente
> Deixa a tristeza pra lá
> Canta forte, canta alto
> Que a vida vai melhorar
> Que a vida vai melhorar...

> É devagar, é devagar,
> É devagar, devagar, devagarinho...
> É devagar, é devagar,
> É devagar, devagar, devagarinho...

Depois, vinha Zeca Pagodinho:

Deixa a vida me levar (vida leva eu)
Deixa a vida me levar (vida leva eu)
Deixa a vida me levar (vida leva eu)
Sou feliz e agradeço por tudo o que Deus me deu...

Seguia com Roberto Carlos:

Meu pequeno Cachoeiro
Vivo só pensando em ti
Ai que saudade dessa terra
Entre as serras, doce terra onde eu nasci...

E terminava com a nossa canção favorita:

Nunca se esqueça, nem um segundo,
Que eu tenho o amor maior do mundo
Como é grande o meu amor por você...

Depois de Guedes cantar para mim, eu cantava para ele. Chorei todas as vezes que cantei "Coração de estudante" e "Como é grande o meu amor por você". Ele chorou também.

Logo após a cantoria, fazíamos o nosso "joguinho de palavras": um jogo de anagramas que eu inventei e que Guedes adorava.

Escolhíamos uma palavra qualquer, por exemplo, "pátria". Quem fizesse mais palavras com as combinações das letras de "pátria" ganhava o jogo.

Com as letras de "pátria", Guedes fez parati, pirata, pitara, raptai, partia, apitar, praia, prata, apta, tapa e mais 58 palavras diferentes. Ele era invencível no nosso joguinho.

Em seguida, ele recitava duas estrofes de "Os Lusíadas", e eu, então, lia uma interpretação das estrofes que havia encontrado na internet. Era o momento principal da nossa "ilustração pandêmica": a leitura e interpretação do clássico de Camões.

Quando terminamos de ler e interpretar as 1.102 estrofes do poema épico, Guedes voltou a ler os versos sobre Inês de Castro e sobre o Gigante Adamastor, muitos dos quais ele recitava de cor.

Como explicar a memória fantástica do meu melhor amigo?

Depois de "Os Lusíadas", Guedes lia trechos de algum livro que eu havia dado de presente a ele.

Todos os dias, Guedes procurava nas entrelinhas dos jornais alguma notícia boa para alimentar minha esperança de que o pesadelo que estávamos vivendo no Brasil teria um fim. Ele era sempre otimista, talvez para compensar meu pânico, desespero e depressão.

Morria de rir quando ele desabafava todo o seu repertório de xingamentos contra os governantes de então: energúmenos, mentecaptos, imbecis, idiotas, estúpidos, ignorantes, boçais, asquerosos, nojentos, canalhas, psicopatas, sádicos, monstros, desumanos, criminosos, bandidos, covardes, fanáticos, vermes, loucos, mentirosos e outros impublicáveis.

Por isso, fiquei preocupada quando, no dia 27 de abril de 2021, perguntei "Alguma notícia boa?", e ele respondeu: "Não, nenhuma notícia boa, nada, nadinha. Não vi, nem li nada que melhorasse a nossa esperança. Infelizmente, nenhuma esperançazinha. Está muito difícil a situação do Brasil."

Ele havia chegado à conclusão de que nenhum palavrão seria suficiente para xingar um ministro da Economia que havia dito que o maior problema do Brasil era que "todo mundo quer viver 100 anos, 120, 130".

Em seguida, com a voz embargada, ele leu o epílogo de um livro que eu havia comprado para ele alguns dias antes: *Sapiens: uma breve história da humanidade*, de Yuval Harari.

O animal que se tornou um deus. Apesar das coisas incríveis que os humanos são capazes de fazer, permanecemos inseguros quanto aos nossos objetivos, dando a impressão de estarmos tão descontentes como sempre. Progredimos das canoas para as galeras, daí para os navios a vapor e para os ônibus espaciais — mas ninguém sabe para onde estamos indo. Somos mais poderosos do que nunca, porém temos pouquíssima ideia do que fazer com todo esse poder. Pior ainda, os humanos parecem mais irresponsáveis do que nunca. Deuses feitos por si próprio, não prestamos contas a ninguém por nossos atos. Consequentemente, estamos devastando nossos amigos animais e o ecossistema que nos cerca, buscando pouco mais do nosso próprio conforto e divertimento sem jamais encontrar satisfação. Existe alguma coisa mais perigosa que deuses insatisfeitos e irresponsáveis que não sabem o que querem?

Precisei engolir as lágrimas para que ele não percebesse a minha tristeza com a sua desesperança.

E, como ele sempre fazia quando não queria mais falar dos criminosos que estavam no poder, rapidamente mudou o tom de voz e disse: "Vamos mudar de assunto?"

Mudei de assunto e li o trecho de uma coluna que escrevi para a *Folha de S.Paulo* sobre o meu melhor amigo, Guedes, que me ensinou a ter coragem e me salvou da depressão.

Ele reagiu: "Você é muito exagerada!"

"Tem alguma mentira, Guedes?"

E ele: "Não, nenhuma. É tudo verdade."

Perguntei: "Você sabe que é a pessoa que eu mais amo nesse mundo?"

"Eu sei disso, minha filha."

Insisti: "Tem certeza?"

Ele respondeu com firmeza: "Absoluta!"

Brinquei: "Só não conta para o meu marido."

E, como todos os dias, Guedes deu sua risada gostosa.

A saudade é a nossa alma dizendo para onde ela quer voltar.

Rubem Alves

Tem que ter coragem

No dia 16 de abril de 2022, Guedes cantou para mim "Ave Maria no Morro", de Herivelto Martins. No domingo de Páscoa, dia 17 de abril, ele cantou um sambinha que nunca havia cantado antes: "É com esse que eu vou." E me pediu para ver no Google quem era o autor e o ano do samba: Pedro Caetano, de 1948.

Em nossas conversas diárias, ele já havia cantado inúmeras músicas, mas nunca "É com esse que eu vou".

> É com esse que eu vou sambar até cair no chão
> É com esse que eu vou desabafar na multidão
> Se ninguém se animar eu vou quebrar meu tamborim
> Mas se a turma gostar vai ser pra mim...
> Meu coração, eu vou, eu vou, eu vou, eu vou
> Sambar na multidão...

Domingo era o dia que Guedes mais amava, pois passava junto com a esposa e as duas filhas. Era no domingo que ele tomava uma taça de vinho ou uma cervejinha gelada com Angélica, sua filha caçula.

Era um domingo ainda mais especial, por ser Páscoa, e ele me contou como foi gostoso o almoço com bacalhau e vinho português.

Neste dia, conversei com meu melhor amigo das 18h30 às 19h30. Foi exatamente como todos os outros dias: ele estava alegre como sempre. Guedes me perguntou: "Como foi o *Domingão do Cagão*?"

Ele adorava o nosso *Domingão do Cagão*, apelido que dei aos domingos da pandemia, numa brincadeira com o nome do programa *Domingão do Faustão*.

No jogo de anagramas, ele ganhou em uma palavra e eu ganhei em outra, um acontecimento raro, pois ele sempre ganhava nas duas palavras que escolhíamos diariamente.

Depois, ele leu duas estrofes de "Os Lusíadas" e um trecho da biografia de d. Pedro II, com o mesmo entusiasmo e curiosidade de um eterno aprendiz. Meu melhor amigo tinha o "coração de estudante".

Naquele domingo de Páscoa, Guedes se despediu de mim com as mesmas risadas gostosas, como todos os dias. Eu me despedi dele como todos os dias.

"Até amanhã, meu amigo mais querido."

"Até amanhã, minha filha."

Assim que desligamos o telefone, Guedes ligou para o meu marido. Meu marido perguntou detalhes do seu dia, como foi o almoço de Páscoa, se bebeu vinho, como foi a caminhada, quantas pedaladas ele deu na bicicleta, e, como todos os dias, conversaram sobre futebol e política.

Guedes cantou para o meu marido o mesmo sambinha que havia cantado para mim: "É com esse que eu vou." E, como todos os dias, se despediu com suas risadas gostosas.

Duas horas depois, a filha mais velha de Guedes, Lúcia, ligou para o meu marido para avisar que o nosso melhor amigo estava no hospital.

Perto de 20h30, Guedes sentiu uma dor leve no peito, e Angélica, que é cardiologista, ficou preocupada e decidiu levá-lo ao hospital.

Guedes não queria ir, disse que não era nada. Mas nosso amigo sempre obedecia à filha, por quem tinha verdadeira adoração.

Meu marido ficou acordado a noite inteira, acompanhando tudo por telefone, rezando e dizendo para Lúcia e Angélica que Guedes era muito forte e iria se recuperar.

Por alguma razão que nunca saberei explicar, naquele dia me senti tão exausta que fui me deitar às 20h30. Por que eu, que sempre durmo bem depois de meia-noite, ou não consigo dormir a noite inteira, fui dormir na mesma hora em que meu melhor amigo passou mal?

Quando acordei e fui para a sala, às 7h30 da manhã de segunda-feira, fiquei assustada quando meu marido pediu que eu me sentasse.

"Nosso amigo passou mal esta noite. Ele teve um infarto."

Comecei a gritar e chorar desesperadamente. Não podia acreditar. Não queria acreditar.

Chorei e gritei tanto que o meu marido achou que eu ia morrer.

No dia 18 de abril de 2022, às 5h50 horas da manhã, meu melhor amigo partiu. Ele foi sem sofrer, foi com a mesma coragem e vontade de viver.

Meu amigo partiu poucos dias antes do seu aniversário de 99 anos. Eu já havia comprado os livros que iria lhe dar de presente no dia 15 de maio de 2022.

Desde que conheci Guedes, em março de 2015, não economizei um só gesto, carinho ou palavra de amor, até mesmo quando ele brincava: "Como você é exagerada!" Em cada conversa, em cada encontro, estive 100% presente, até o nosso último momento juntos. Ele soube que foi o amigo que eu mais amei em toda a minha vida. Eu também sei que fui a amiga que ele mais amou em toda a sua vida.

Sempre me emocionava quando Guedes me chamava de "minha filha". Hoje sei que meu amigo mais querido foi o pai que eu sempre sonhei ter: o pai que protege; que dá segurança; que cuida; que escuta com carinho, atenção e paciência; que aconselha com sabedoria; que ama incondicionalmente sua filha.

Sinto ainda uma dor dilacerante e, ao mesmo tempo, bela; uma tristeza esmagadora e, ao mesmo tempo, a maior prova da minha capacidade de amar e de ser amada.

Estou chorando agora, sufocada pelas minhas lágrimas de saudade, sentindo um vazio que nunca, ninguém, vai conseguir preencher.

Tenho certeza de que, na minha alma e no meu coração, sempre vou chorar lágrimas de saudade do amigo que mais amei em toda a minha vida. Para sempre.

Como eu vou conseguir sobreviver sem o meu melhor amigo?

Sentimento que não espairo; pois eu mesmo nem acerto com o mote disso — o que queria e o que não queria, estória sem final. O correr da vida embrulha tudo, a vida é assim: esquenta e esfria, aperta e daí afrouxa, sossega e depois desinquieta. O que ela quer da gente é coragem.

O que Deus quer é ver a gente aprendendo a ser capaz de ficar alegre a mais, no meio da alegria, e inda mais alegre ainda no meio da tristeza! Só assim de repente, na horinha em que se quer, de propósito — por coragem. Será? Era o que eu às vezes achava. Ao clarear do dia.

João Guimarães Rosa

Como transformar a tristeza em beleza

Não pretendi, com *Memórias de uma antropóloga mal-comportada*, fazer "uma antropologia de mim mesma". Também não busquei defender que a transformação do pesquisador em nativo ou do nativo em pesquisador é necessária, muito menos afirmar que a mistura entre objetividade e subjetividade é uma ferramenta essencial da pesquisa antropológica.

Apenas busquei mostrar como as pesquisas antropológicas que realizei me ajudaram a compreender os obstáculos e dificuldades que enfrentei na vida familiar e profissional e, também, como meus medos, inseguranças e vergonhas de "ser diferente" se transformaram nos propósitos da minha existência.

Acredito, como Malinowski, que a antropologia pode ser o estudo segundo o qual, compreendendo os discursos, comportamentos e valores dos nativos, poderíamos chegar a compreender melhor a nós mesmos.

O verbo mais importante do meu ofício antropológico é compreender. Compreender com mais profundidade os comportamentos de mulheres e de homens considerados "diferentes" me ajudou a entender melhor as minhas angústias existenciais.

Não me curei, e sei que nunca vou me curar, dos meus traumas de infância. Muitas vezes mergulho no fundo do poço da tristeza e não sei como sair de lá. Contudo, por meio da escuta e da escrita, acredito que consegui revelar aspectos obscuros, ocultos e silenciados da minha história de vida.

Assim, de todas as perdas mais dolorosas que tive, nasceram meus livros. No lugar dos antidepressivos que alguns médicos me receitaram, escrever tem sido o meu melhor remédio. Escrever sempre foi, e sempre será, a minha salvação.

Escrever *Memórias de uma antropóloga malcomportada* foi a única maneira que encontrei de enfrentar a saudade que sinto, todos os dias, do "coração de estudante" do meu melhor amigo.

Escrevi o livro como uma tentativa de amenizar a dor de não poder mais escutá-lo cantar: "Nunca se esqueça, nem um segundo, que eu tenho o amor maior do mundo, como é grande o meu amor por você."

Escrevi cada palavra com as minhas lágrimas de saudade para conseguir suportar a tristeza de não poder mais perguntar: "Você sabe que é o amigo que eu mais amo nesse mundo?" E de ouvir suas risadas gostosas: "Tenho certeza, minha filha. Absoluta!"

Como vou conseguir sobreviver sem o meu melhor amigo?

Da mesma forma que consegui sobreviver a todos os momentos mais tristes da minha vida: escrevendo. Aprendendo a transformar minha tristeza em beleza, meu medo em coragem e minha saudade em amor incondicional.

E, quando a dor for tão dilacerante e eu achar que não vou conseguir sobreviver, vou me lembrar da bronca carinhosa do meu melhor amigo.

"Tem que ter coragem, Mirian. Coragem. Você vai, sim!"

Eles não se entregaram ao pessimismo porque foram capazes de transformar a tragédia em beleza.

A beleza não elimina a tragédia, mas a torna suportável.

São os que sofrem que produzem a beleza, para parar de sofrer.

Rubem Alves

Epílogo

Sexta-feira, 17 de novembro de 2023. Sensação térmica da cidade do Rio de Janeiro: 60ºC.

Um pouco antes das 20 horas, meu marido sentiu cheiro de queimado e escutou gritos na rua: fogo, fogo, fogo.

O prédio em que moramos estava pegando fogo.

Entrei em pânico: não consegui fugir pela escada.

Dez minutos depois, escutamos as sirenes dos bombeiros.

Levaram mais de três horas para conseguirem apagar o fogo.

Quando finalmente conseguiram, uma nuvem de fumaça engoliu os andares do prédio.

Eu e meu marido começamos a passar mal: os olhos ardiam, não conseguíamos respirar.

Por um instinto de sobrevivência, meu marido tomou uma decisão: "Vamos para o telhado."

E me levou para fora do apartamento que estava tomado pela fumaça sufocante.

Subimos no telhado do prédio, e, para fugir da fumaça, fomos para o lado da coluna que não tinha sido atingida pelo fogo.

Por volta das 23 horas, escutamos três batidas fortes. "Deve ser um bombeiro batendo na porta do apartamento para nos resgatar."

Meu marido correu para o lado do prédio que foi devorado pelo fogo e viu um bombeiro na varanda de um apartamento. Ele gritou: "Bombeiro, bombeiro, bombeiro! Aqui, estamos no telhado, aqui, no telhado!"

O bombeiro direcionou a lanterna para o telhado e viu meu marido.

"Estou indo aí."

Dois bombeiros subiram. Um rapaz, muito novo, não devia ter mais de 20 anos, me olhou e perguntou se eu estava bem. Vi, então, o rosto de um anjo vestido com o pesado capacete e uniforme de bombeiro, amarelo e preto.

"O perigo já passou, pode ficar tranquila. O perigo já passou. O fogo já foi controlado."

E meu anjo sorriu para mim.

Ele me disse com uma voz que imediatamente me tranquilizou: "Precisamos descer, pode ficar tranquila que o perigo já passou, mas vocês não podem ficar aqui. O prédio tem que ser evacuado."

Ele disse que eu poderia entrar no apartamento para pegar o que precisasse. "Mas tem que ser muito rápido."

Eu estava com a mesma roupa que havia caminhado na praia algumas horas antes do incêndio: bermuda, camiseta do Carnaval de 2020 e sandália Havaiana.

Em menos de um minuto, o tempo que fiquei no apartamento, peguei uma bolsa e coloquei nela um caderno de 360 folhas, as canetas gel que uso para escrever, meus óculos de grau e meu celular. Mais nada!

Foi tudo o que salvei do incêndio.

Meu anjo continuou ao meu lado e, com muita delicadeza e paciência, me guiou na descida dos vinte andares do prédio, degrau a degrau.

"Pode descer devagar. Se precisar, pode parar. Está respirando bem? Precisa de oxigênio? Está tudo bem? Quer que eu a carregue?", ele me perguntava a todo momento.

Eu estava com muito medo de escorregar ou tropeçar com a sandália Havaiana e quebrar a perna: a escada estava inundada, parecia uma cachoeira de água quente descendo, muitas mangueiras e canos nos degraus. O anjo ia tirando todos os obstáculos do meu caminho.

Eu não conseguia enxergar nada: meus óculos estavam totalmente embaçados. Tenho mais de cinco graus de miopia.

Segurei com firmeza o corrimão e segui a voz do meu anjo, degrau a degrau, bem devagar para não escorregar ou tropeçar.

Como se fosse um filme de catástrofe, vi muitos bombeiros exaustos sentados nos degraus; outros subindo e descendo rapidamente a escada. Ouvi seus gritos em um rádio transmissor: "As duas últimas vítimas estão descendo, as vítimas estão descendo."

Só que não era o filme *Inferno na torre*. Foi o momento mais surreal: quando escutei que eu e meu marido éramos as últimas vítimas resgatadas de um incêndio.

Meia-noite: cheguei ao último degrau. Uma ambulância na garagem do prédio prestava socorro aos moradores que passaram mal.

"Está precisando de oxigênio?"

Não, eu não precisava de oxigênio.

Meu anjo me deu um sorriso.

Sentei em um banco na pracinha em frente ao prédio. Não me despedi do meu anjo, não dei um abraço nele, não agradeci. Não consegui dizer uma só palavra. Estava em estado de choque.

No outro banco da pracinha, um homem dormia tranquilamente, como se nada estivesse acontecendo.

Uma vizinha me contou que um ar-condicionado explodiu e o fogo se alastrou rapidamente para os andares de cima. Dois apartamentos foram totalmente destruídos e os demais foram bastante danificados.

Eu e meu marido fomos os últimos moradores resgatados. Ninguém sabia que estávamos no telhado. Por um milagre, meu marido viu o bombeiro na varanda e gritou.

De madrugada, chegamos à casa do meu cunhado.

Eu ainda estava em estado de choque, sem conseguir dizer uma só palavra. Tomei um longo banho, mas o cheiro da fumaça continuou impregnado na minha pele e no meu cabelo.

Só conseguia pensar que poderíamos ter morrido intoxicados.

Chorando muito, gravei um áudio e enviei para alguns amigos jornalistas.

Meu nome é Mirian Goldenberg. Eu estava no telhado com meu marido, quando ele viu um bombeiro na varanda de um apartamento do meu prédio, que estava sendo devorado pelo fogo. Meu marido gritou e imediatamente dois bombeiros subiram para o telhado para nos resgatar. E um anjo, um anjo, um menino muito novinho, veio me salvar. Ele me guiou para descer os vinte andares, estava tudo alagado, eu estava de sandália Havaiana, sem conseguir enxergar nada porque descia muita água pelos degraus da escada. Eu estava com muito medo de escorregar e ele me guiou com muito carinho e delicadeza. Ele salvou a minha vida: eu estava ficando intoxicada, eu estava em pânico. Eu quero muito agradecer a esse anjo. Ele me guiou e me acalmou muito. Quero muito descobrir o nome do bombeiro que salvou a minha vida. Eu só preciso agradecer ao meu anjo.

Ainda não consegui descobrir o nome do anjo que salvou a minha vida.

Quase desisti de enviar o texto que escrevi sobre o incêndio para a *Folha de S.Paulo*, mas ele foi publicado no dia 29 de novembro de 2023 com o título "Um anjo salvou a minha vida". Estava ainda muito abalada por ter ficado tão perto da morte poucos dias antes. Mas me lembrei da bronca do meu melhor amigo: "Tem que ter coragem, Mirian. Coragem. Você vai, sim!"

Acabei enviando a coluna para a *Folha* e fiquei emocionada com as dezenas de mensagens carinhosas e solidárias dos meus leitores e leitoras. É impossível registrar todas as mensagens que recebi, mas quero mencionar duas que me fizeram chorar.

Querida Mirian, sou grato por você compartilhar essa horrível experiência de sofrimento e angústia por não saber o que verá no minuto seguinte, até ter a sua mão segurada por um anjo.

Mestra, fiquei e estou emocionado com os olhos lacrimejando. Não de tristeza, mas de alegria. Esse anjo foi enviado por Deus é claro. À medida que eu lia seu texto, fui ficando, cada vez mais, com lágrimas nos olhos.

No dia em que escrevi o texto sobre o incêndio, acabei descobrindo o significado de um sonho que eu havia anotado no meu diário bem no início da pandemia.

No sonho, eu estava na sala do apartamento de uma famosa escritora. Ela estava cercada de admiradoras e de amigas da infância, de um marido apaixonado e de dois filhos encantadores. Senti inveja da sua juventude, da sua beleza, do seu sucesso e da sua vida aparentemente perfeita.

No entanto, logo percebi que seu olhar era triste e assustado, como o de uma menininha traumatizada e desamparada.

O que faltava para ela ser feliz? Por que, apesar de ser tão amada e reconhecida, ela se sentia um verdadeiro fracasso? Por que, mesmo trabalhando incansavelmente, ela acreditava que tudo o que escrevia não tinha relevância? Por que ela achava que sua vida não tinha significado?

No meu sonho, a escritora me perguntou: "Mirian, o que eu preciso fazer para encontrar o propósito da minha vida?"

Respondi: "Tem que zerar para encontrar o que você realmente quer."

Fim do sonho. Acordei.

Depois de muito tempo tentando decifrar o enigma desse sonho, percebi que o sofrimento da escritora não estava na falta de significado da sua vida, mas no excesso de coisas que ela fazia para tentar preencher seu vazio existencial.

Excesso de atividades, responsabilidades, obrigações e compromissos desagradáveis.

Excesso de críticas, exigências, expectativas, insatisfações, frustrações, comparações, cobranças, ruminações, preocupações, angústias e ansiedades.

Excesso de noites de insônia, sofrimentos, medos, inseguranças, culpas e vergonhas.

Excesso de vampiros emocionais, golpistas, parasitas, sanguessugas e pessoas tóxicas dentro da própria casa, na família e no trabalho.

Excesso de sacrifícios para tentar ser 100% perfeita e não cometer erros.

Ela se sentia à mercê dos desejos dos outros e prisioneira da tentativa desesperada de ser amada e reconhecida por todos: por seus anjos e, também, por seus demônios.

Para encontrar o propósito da sua vida, a escritora precisava parar de tentar provar ao seu pai (ou a si mesma?) que não era uma "bosta". Precisava zerar, chegar ao fundo do poço, mergulhar nas profundezas mais sombrias e assustadoras, para conseguir enxergar o próprio valor.

"Tem que zerar para encontrar o que você realmente quer", dizia meu sonho.

Muitas vezes eu já havia tentado responder à clássica pergunta hipotética: "O que você salvaria se sua casa estivesse pegando fogo?"

Depois de quase morrer intoxicada, encontrei o significado do meu sonho. Não salvei dinheiro, joias, documentos, bens materiais. Salvei meu caderno e minhas canetas.

Um mês depois do incêndio, terminei de escrever "a maior carta de amor do mundo": *Memórias de uma antropóloga malcomportada*. Chorando todos os dias por não ter o meu melhor amigo ao meu lado, me abraçando, me cuidando, me dando conselhos e coragem para enfrentar o pânico, desespero e depressão, como ele sempre fazia.

Escrever sempre foi, e sempre será, o propósito da minha vida. Como Clarice Lispector, escrevo para salvar a minha própria vida.

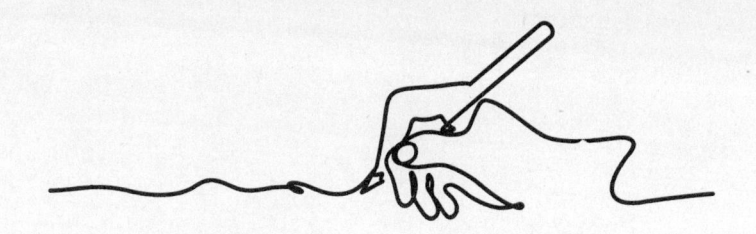

Para encontrar o propósito da sua vida, a escritora precisava parar de tentar provar ao seu pai (ou a si mesma?) que não era uma "bosta". Precisava zerar, chegar ao fundo do poço, mergulhar nas profundezas mais sombrias e assustadoras, para conseguir enxergar o próprio valor.

Uma das coisas que aprendi é que se deve viver apesar de. Apesar de, se deve comer. Apesar de, se deve amar. Apesar de, se deve morrer. Inclusive muitas vezes é o próprio apesar de que nos empurra para a frente. Foi o apesar de que me deu uma angústia que insatisfeita foi a criadora da minha própria vida.

Clarice Lispector

Referências bibliográficas

ABREU, Alzira Alves; VELHO, Gilberto; ESTRADA, Maria Ignez Duque. Uma entrevista com Howard S. Becker. *Estudos Históricos*, Rio de Janeiro, v. 3, n. 5, 1990.

ALVES, Rubem. *Ostra feliz não faz pérola*. São Paulo: Planeta, 2021.

BEAUVOIR, Simone. *Memórias de uma moça bem-comportada*. Rio de Janeiro: Nova Fronteira, 1983.

BEAUVOIR, Simone. *A velhice*. Rio de Janeiro: Nova Fronteira, 1990.

BEAUVOIR, Simone. *A força da idade*. Rio de Janeiro: Nova Fronteira, 2018.

BEAUVOIR, Simone. *O segundo sexo*. Rio de Janeiro: Nova Fronteira, 2019.

BECKER, Howard. *Outsiders:* Studies in the Sociology of Deviance. Nova York: The Free Press, 1966.

BECKER, Howard. *Uma teoria da ação coletiva*. Rio de Janeiro: Zahar, 1977.

BOURDIEU, Pierre. *O poder simbólico*. Lisboa: Difel, 1989.

BOURDIEU, Pierre. *A dominação masculina*. Rio de Janeiro: Bertrand Brasil, 1999.

BOURDIEU, Pierre. *Esboço de autoanálise.* São Paulo: Companhia das Letras, 2005.

CALLADO, Ana Arruda. *Berta Ribeiro:* aos índios, com amor. Rio de Janeiro: Batel, 2016.

DOUGLAS, Mary. *Pureza e perigo.* São Paulo: Perspectiva, 1976.

ELIAS, Norbert. *Mozart:* Sociologia de um gênio. Rio de Janeiro: Zahar, 1994.

ELIAS, Norbert. *Norbert Elias por ele mesmo.* Rio de Janeiro: Zahar, 2001.

FRANKL, Viktor. *Em busca de sentido.* Petrópolis: Vozes, 2008.

GOFFMAN, Erving. *Estigma:* notas sobre a manipulação da identidade deteriorada. Rio de Janeiro: Zahar, 1975.

GOLDENBERG, Mirian. *Nicarágua, Nicaraguita.* Rio de Janeiro: Revan, 1987.

GOLDENBERG, Mirian. *A Outra*: um estudo antropológico sobre a identidade da amante do homem casado. Rio de Janeiro: Revan, 1990.

GOLDENBERG, Mirian. *Ser homem, ser mulher*: dentro e fora do casamento. Rio de Janeiro: Revan, 1991.

GOLDENBERG, Mirian. *Toda mulher é meio Leila Diniz.* Rio de Janeiro: Record, 1995.

GOLDENBERG, Mirian. *Os novos desejos.* Rio de Janeiro: Record, 2000.

GOLDENBERG, Mirian. *De perto ninguém é normal.* Rio de Janeiro: Record, 2004.

GOLDENBERG, Mirian. *Infiel*: notas de uma antropóloga. Rio de Janeiro: Record, 2006.

GOLDENBERG, Mirian. *Coroas:* corpo, envelhecimento, casamento e infidelidade. Rio de Janeiro: Record, 2008.

GOLDENBERG, Mirian. *Noites de insônia*: cartas de uma antropóloga a um jovem pesquisador. Rio de Janeiro: Record, 2008.

GOLDENBERG, Mirian. *Intimidade*. Rio de Janeiro: Record, 2010.

GOLDENBERG, Mirian. *O corpo como capital*. São Paulo: Estação das Letras e Cores, 2010.

GOLDENBERG, Mirian. *Por que homens e mulheres traem?* Rio de Janeiro: BestBolso, 2010.

GOLDENBERG, Mirian. *Corpo, envelhecimento e felicidade.* Rio de Janeiro: Civilização Brasileira, 2011.

GOLDENBERG, Mirian. *A bela velhice*. Rio de Janeiro: Record, 2013.

GOLDENBERG, Mirian. *Homem não chora, mulher não ri.* Rio de Janeiro: Nova Fronteira, 2013.

GOLDENBERG, Mirian. *Velho é lindo!* Rio de Janeiro: Civilização Brasileira, 2016.

GOLDENBERG, Mirian. *Por que os homens preferem as mulheres mais velhas?* Rio de Janeiro: Record, 2017.

GOLDENBERG, Mirian. *Liberdade, felicidade & foda-se!* São Paulo: Planeta, 2019.

GOLDENBERG, Mirian. *A invenção de uma bela velhice.* Rio de Janeiro: Record, 2021

GOLDENBERG, Mirian. Berta Gleizer Ribeiro: muito mais do que "a mulher de Darcy Ribeiro". In: *Darcy Ribeiro em*

Maricá. A utopia é aqui. Rio de Janeiro: Acasa Gringo Cardia, 2021.

GOLDENBERG, Mirian. *A arte de gozar:* amor, sexo e tesão na maturidade. Rio de Janeiro: Record, 2023.

HARARI, Yuval. *Sapiens:* uma breve história da humanidade. Porto Alegre: L&PM, 2015.

LACERDA, Luiz Carlos. *Leila para sempre Diniz*. Rio de Janeiro: Record, 1987.

MALINOWSKI, Bronislaw. *Argonautas do Pacífico Ocidental*. São Paulo: Abril Cultural, 1978.

MORAIS, Fernando. *Olga*. São Paulo: Alfa-Omega, 1985.

PALLARES-BURKE, Maria Lúcia. Entrevista com Zigmunt Bauman. *Tempo social*, São Paulo, v. 16, n. 1, 2004.

PATARRA, Judith Lieblich. *Iara*. Rio de Janeiro: Rosa dos Tempos, 1992.

PEIRANO, Mariza. Artimanhas do acaso. *Anuário Antropológico*, v. 14, n. 1, 1990.

PRESTES, Maria. *Meu Companheiro:* 40 anos ao lado de Luiz Carlos Prestes. Rio de Janeiro: Rocco, 1993.

RIBEIRO, Darcy. *Diários índios*: os Urubus-Kaapor. São Paulo: Companhia das Letras, 1996.

RIBEIRO, Darcy. *Confissões*. São Paulo: Companhia das Letras, 1997.

RILKE, Rainer Maria. *Cartas a um jovem poeta*. Porto Alegre: L&PM, 2007.

TOSCANO, Moema; GOLDENBERG, Mirian. *A revolução das mulheres:* um balanço do feminismo no Brasil. Rio de Janeiro: Revan, 1992.

WACQUANT, Loïc. *Corpo e alma:* notas etnográficas de um aprendiz de boxe. Rio de Janeiro: Relume Dumará, 2002.

WERNER, Ruth. *Olga Benário:* a história de uma mulher corajosa. São Paulo: Alfa-Omega, 1990.

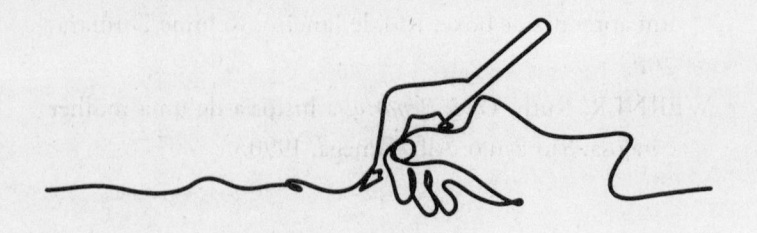

Como vou conseguir sobreviver sem o meu melhor amigo?

Da mesma forma que consegui sobreviver a todos os momentos mais tristes da minha vida: escrevendo. Aprendendo a transformar minha tristeza em beleza, meu medo em coragem e minha saudade em amor incondicional.

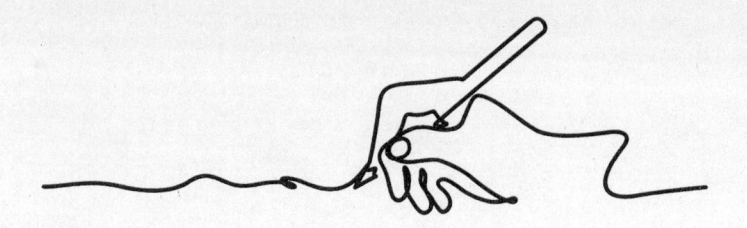

E, quando a dor for tão dilacerante e eu achar que não vou conseguir sobreviver, vou me lembrar da bronca carinhosa do meu melhor amigo.

"Tem que ter coragem, Mirian. Coragem. Você vai, sim!"

Este livro foi composto na tipografia Adobe Garamond Pro,
em corpo 12/16, e impresso em
papel off-white no Sistema Cameron da
Divisão Gráfica da Distribuidora Record.